치매의 행동심리증상 극복을 위한
실용적인 지침서

KB182105

알기 쉬운
매 돌봄
가이드

이강준 지음

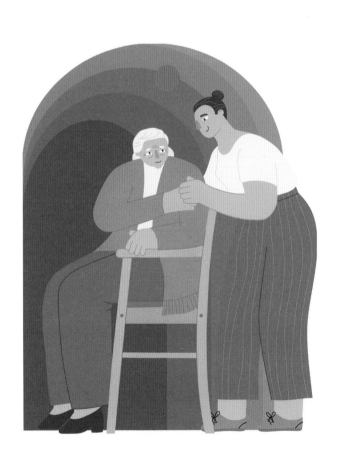

알기 쉬운
치매 돌봄 가이드

1판 1쇄 발행 | 2024년 3월 29일
1판 2쇄 인쇄 | 2024년 10월 8일
1판 2쇄 발행 | 2024년 10월 16일

지 은 이 이강준
발 행 인 장주연
출 판 기 획 임경수
책 임 편 집 이연성
편집디자인 최정미
표지디자인 김재욱
일 러 스 트 유학영
발 행 처 군자출판사(주)
등록 제 4-139호(1991. 6. 24)
본사 (10881) **파주출판단지** 경기도 파주시 회동길 338(서패동 474-1)
전화 (031) 943-1888   팩스 (031) 955-9545
홈페이지 | www.koonja.co.kr

ISBN 979-11-7068-114-4
정가 15,000원

머리말

　어느 병이든지 마찬가지겠지만 특히 치매는 환자와 전체 가족에게 커다란 영향을 미치는 질환이다. 환자의 인생과 보호자의 삶이 흔들리기 때문이다. 짧지 않은 기간 동안 의사로서 주로 면담과 검사, 그리고 치료에 중점을 두고 환자들을 진료해 왔지만, 면담 중에 환자와 보호자의 고통을 지켜보고 함께 아파하면서 느낀 바가 많았다. 환자를 돌보다 보면 보호자는 견디기 힘든 스트레스를 수시로 받게 된다. 사고가 발생하지 않도록 24시간 관찰하고 간병을 해야 하기 때문에 보호자는 편한 시간을 보낼 수 없고 자유가 제한된다. 환자에 대한 안타까움, 불안, 분노, 죄책감이 뒤섞이게 되어 감정을 추스르기도 어려워진다. 그렇게 힘들게 환자를 돌보는 여러분들은 정말 최선을 다해 잘 하고 계시다는 말을 꼭 전해드리고 싶다. 환자를 돌보면서 생기는 수많은 감정은 당연하고 자연스러운 것이니 죄책감을 갖지 않으시기를 바란다.

　필자는 치매 환자를 돌보는 데 조금이라도 도움이 되기를 바라는 마음으로 이 책을 쓰게 되었다. 짧은 진료 시간에 환자와 보호자의 궁금한 사항들에 대해 일일이 답변드릴 수 없어서 다양한 이상행동과 심리증상에 대한 대처 방법을 정리해 보았다. 의사와 환자, 그리고 보호자가 경험을 공유하면서 더 나은 치료 방법을 찾을 수 있는 계기가 되기를 바란다. 치매 치료의 더 큰 발전이 있기를 소망하며, 모든 치매 환자와 보호자가 건강하고 행복하기를 기도드린다.

2024년 2월

연구실에서　이강준

치매는 이제 더 이상 개인과 가족만의 문제가 아니라 사회적, 국가적인 이슈이다. 치매에 대해 적극적인 대응이 필요한 이 시점에 시의적절하게 이 책이 출판되어 반가운 마음이다.

이 책은 다양한 치매 증상이 나타났을 때 어떻게 접근해야 하는지를 알기 쉽게 설명해주고 있다. 치매에 대한 기본적인 정보와 행동문제, 심리문제에 대한 대처방법에서부터 내과적 문제뿐만 아니라 가족 간에 발생할 수 있는 문제와 요양원 입소 문제까지 폭넓게 다루고 있다.

치매 환자가 갑자기 화를 내거나 공격적인 행동을 보일 때 어떻게 대처해야 할지, 또 우울해하고 불안초조해할 때는 어떻게 접근해야 할지 처음 겪는 가족 입장에서는 당황스러울 수밖에 없다. 짧은 진료 시간에 수없이 많은 치매의 이상행동 증상들에 대해서 일일이 의사에게 질문하고 답을 구하기란 현실적으로 쉽지 않다. 나 역시 치매를 진료하는 의사 입장에서 안타까운 마음이 컸었다. 이 책은 의사에게 묻지 못했던, 치매 환자를 돌보면서 겪게 되는 어려운 문제들에 대한 해결 방법을 제시해 주는 좋은 길잡이가 될 것이다.

지금도 치매에 대한 수많은 책들이 출판되고 있지만 환자 가족들에게 실질적인 도움을 줄 수 있는 책은 많지 않았다. 치매 환자를 20년 이상 진료한 정신건강의학과 전문의인 저자가 환자와 보호자의 눈높이에 맞추어 치매 증상 대처법을 설명해 주는 이 책이 출판되어 다행이라고 생각한다. 치매 환자를 돌보는 가족들에게 올바른 지침서가 될 것이라고 믿는다.

2024년 2월

대한노인정신의학회 이사장 이 동우

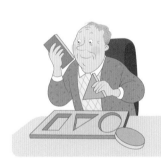

❷ 행동 문제 해결하기

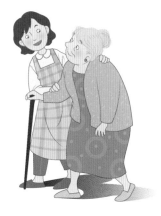

3 심리 문제 해결하기

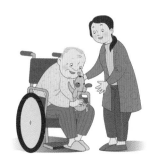

4 기타 의학적 문제 해결하기

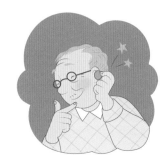

5 생활 문제 해결하기

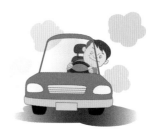

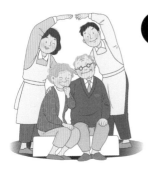

6 가족 문제 해결하기

7 요양원 문제 해결하기

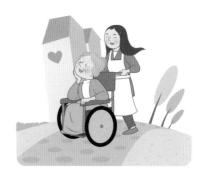

8 기타 문제 해결하기

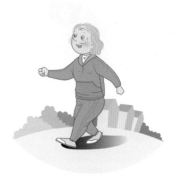

나는 골프가 즐겁다

필드부터 장비, 샷의 완성까지
즐겁게 골프치는 이야기

지은이 **이정근**

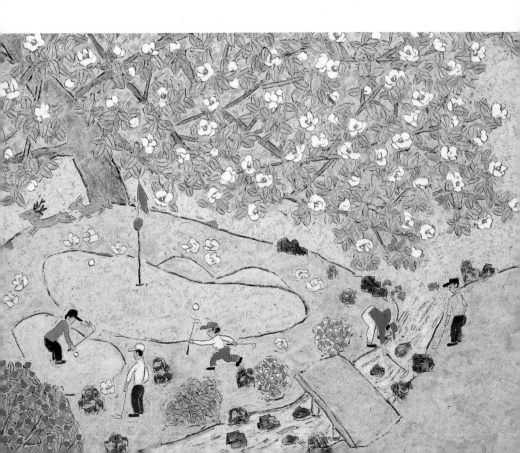

나는 골프가 즐겁다

첫째판 1쇄 인쇄 | 2020년 02월 20일
첫째판 1쇄 발행 | 2020년 02월 27일
첫째판 2쇄 발행 | 2020년 08월 24일

지 은 이　이정근
발 행 인　장주연
출 판 기 획　조형석
편집디자인　양은정
표지디자인　김재욱
발 행 처　군자출판사(주)
　　　　　등록 제4-139호(1991. 6. 24)
　　　　　본사 (10881) **파주출판단지** 경기도 파주시 회동길 338(서패동 474-1)
　　　　　전화 (031) 943-1888　　팩스 (031) 955-9545
　　　　　홈페이지 | www.koonja.co.kr

ISBN　979-11-5955-524-4
정가　18,000원

1

치매에 대한

기본 정보

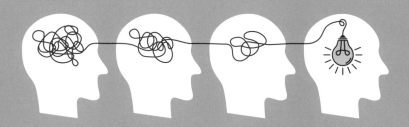

치매의 정의와 종류

　　우리나라의 인구 고령화는 빠르게 진행되어 이제는 고령 사회를 넘어 초고령 사회로의 진입을 앞두고 있다. 인구의 고령화가 진행됨에 따라 대표적인 신경퇴행성 질환인 노인성 치매의 발병률 또한 증가하면서 치매 치료 및 관리를 위한 비용이 많이 들어가고 있다. 2019년 중앙치매센터에서 발간한 보고서에 따르면 2018년 만 65세 이상 치매 환자 수는 약 75만 명이고, 치매 환자 유병률(질병을 가지고 있는 인구수를 전체 인구의 수로 나눈 것)은 10%이며, 2050년에는 치매 환자 수가 약 300만 명에 육박하고 유병률은 16%에 이를 것으로 예측된다. 이에 따라 치매를 빨리 발견해서 치료하는 것이 중요한 이슈로 떠오르고 있다.

　　치매는 후천적인 다양한 원인으로 인해 기억력을 비롯한, 뇌의 여러 가지 인지기능이 손상되어 이전 수준의 일상생활을 유지할 수 없는 상태를 일컫는 병이다. 기억력이 떨어질 뿐 아니라 우울, 초조, 무감동 등과 같은 정신행동증상이 흔히 나타나며, 이로 인해 환자가 일상생활을 잘 못 하게 되고 보호자의 간병 부담이 커지게 된다. 이는 결국 요양시설로 입소하게 되는 주된 원인이 된다.

　　치매의 가장 흔한 원인은 알츠하이머병으로 전체 치매 원인의 약 55-75%

를 차지한다. 알츠하이머병은 뇌(특히, 변연계와 내측두엽)의 신경퇴행으로 인해 기억력이 뚜렷하게 나빠지는 병이다. 알츠하이머병 환자는 기억력뿐만 아니라, 시공간능력, 작업기억능력(정보를 잠시 잡아두었다가 기억하는 능력), 언어기능 및 관리기능 등이 전반적으로 떨어지게 되며, 일상생활도 잘 못하고 정신행동증상을 보이기 때문에 환자뿐만 아니라 보호자와 간병인의 심리적 고통이 커진다.

알츠하이머병을 발병시키는 다양한 원인이 밝혀졌는데, 고령, 가족력, 낮은 교육수준, 우울증, 외상성 뇌손상, 흡연, 아포지단백 E(지질을 운반하여 대사 시키는 지단백의 구성인자 중 하나) ε4 대립유전자 등이 그 예이다.

앞에서 말한 치매의 정신행동증상은 시간에 따른 변화가 있으며 어느 단계에서든지 나타날 수 있다. 이전에는 단순히 인지기능 장애에 이어 2차적으로 발생하거나, 인지기능 저하와 함께 나타나는 증상으로만 생각되어 활발한 연구가 이루어지지 않았다. 그러나 최근에는 정신행동증상이 인지기능과 다른 독립적인 증상이라는 것이 밝혀졌고, 요양시설에서 지내는 치매 노인의 약 70-95%, 가정에서 치료받는 환자의 60%가 경험하며, 이 때문에 기능이 떨어지고 예후가 나빠진다고 알려져 관심이 커지고 있다. 정신행동증상을 빨리 발견해서 치료하면 인지기능의 치료보다 반응이 좋아 치매 환자나 보호자의 삶의 질을 개선해 주는 효과가 크다.

치매의 정신행동증상은 인지기능저하, 항정신병 약물의 처방빈도 증가, 장기요양시설이용의 증가, 부양부담 및 비용의 증가, 환자의 고통 및 사망과 연관이 깊다. 최근 치매의 증가로 인하여 이들 환자를 간병하는 사람들의 수도 크게 증가하고 있으며, 그에 따라 간병인의 부담에 대한 사회적 관심도 커지고 있다. 외국 연구뿐만 아니라, 국내 연구에서도 치매 환자들을 간병하는 가족들이 우울증이나 불안증상으로 고통받고 삶의 질이 저하되는 것으로 발표되고 있다. 치매 환자를 간병하는 사람들의 부양부담과 연관된 요인 가운데, 특히 환자의 정신행동증상은 간병인의 스트레스와 가장 밀접하게 관련되어 있다.

아울러, 치매환자에서 일상생활수행능력 평가 역시 매우 중요하다. 의식주와 연관된 기본적인 일상생활수행능력은 치매의 말기까지 유지되지만 복잡한 일을 수행하는 일상생활수행능력은 치매 초기 단계부터 떨어지는 경우가 많다. 일상생활수행능력 평가는 환자가 일상생활에서 어느 정도 독립성을 유지할 수 있는지에 대한 정확한 정보를 제공해주기 때문에 치매 환자를 돌보는 데 큰 도움을 준다.

알츠하이머병

알츠하이머병은 신경세포 소실에 따른 대뇌위축 및 신경섬유농축체(신경세포 안에 비정상적인 타우단백질이 실타래처럼 꼬여있는 것)와 노인성 반(신경 세포 밖에 베타 아밀로이드 단백질이 쌓여 있는 것)의 축적으로 발생하는 것으로 알려져 있다. 그 외에 콜린계의 신경전달계 이상소견도 나타난다.

이러한 뇌의 퇴행성 병변으로 기억, 사고, 행동의 장애가 주로 나타나게 되는데, 초기에는 기억 장애가, 이어서 실어증(뇌의 질환이나 손상으로 인해서 언어의 이해 및 표현 능력이 상실된 상태), 언어기능의 저하, 기분의 불안정, 지남력(시간, 장소, 사람을 바르게 인식할 수 있는 능력)의 저하 등이 서서히 나타난다. 지남력은 시간, 공간, 사람 순으로 장애를 보인다. 중기 이후에는 행동과 정신 장애가 두드러지게 나타난다. '누가 내 물건을 훔쳐갔다'는

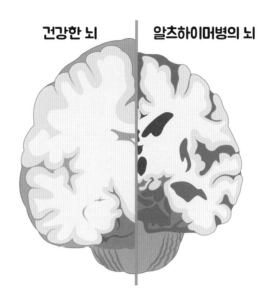

건강한 뇌　　　알츠하이머병의 뇌

등의 도둑망상이 흔하게 발생하며 나중에는 판단력의 저하도 나타난다. 신체적으로도 장애가 나타나 잘 못 걷고 근육이 뻣뻣해지고 대소변을 실수하게 된다.

　알츠하이머병을 포함한 치매를 빨리 발견하고 진단 내리고 치료하는 데 있어서 신경인지기능검사는 꼭 필요하다. 신경인지기능검사에는 다양한 평가 항목이 포함되어 있다. 기억력 검사뿐만 아니라 주의력, 시공간 능력, 언어기능, 운동기능, 관리기능의 평가 등이 포함된다. 가장 흔한 선별검사로는 한국형 간이정신상태검사, 전반적 퇴화척도, 임상치매평가척도 등이 있고, 종합검사로는 한국판 CERAD, SNSB 신경심리검사집(치매 진단을 위해 개발된 심리검사묶음) 등이 있다.

　영상의학적 소견 또한 중요하다. 대표적으로 뇌의 구조물 중 내측두엽 위축은 기억상실을 나타내는 알츠하이머병에서 중요한 특징이며 질병이 진행됨에 따라 점점 더 넓은 범위에서 측두엽의 위축이 관찰된다. 치매는 전체적으로 뇌가 쪼그라드는 병이지만 치매의 종류에 따라서 특히 병이 나타나는 위치가 조금씩 달라질 수 있다. 뇌영상검사로는 뇌의 구조적인 이상을 보는 뇌전산화단층촬영(CT), 자기공명영상(MRI)이 있고, 뇌의 대사이상을 보는 단일광자방출 전산화단층촬영(SPECT), 양전자방출단층촬영(PET) 검사가 있다.

약물치료로는 아세틸콜린 분해효소 억제제가 가장 널리 사용되며 새로운 약물들이 계속 개발되고 있다. 행동과 정신의 이상에는 비정형 항정신병 약물, 기분안정제, 항우울제 등이 처방되고 있다.

전두측두엽 치매

전두측두엽 치매는 전두엽과 측두엽이 위축되며, 초기에 행동의 이상을 나타낸다. 과거에는 매우 드문 병으로 여겨졌으나, 점차 행동이나 언어의 이상을 보이는 신경퇴행성 질환으로 그 범위가 넓어져 최근에는 드물지 않게 진단된다. 전두측두엽 치매는 주로 65세 이하의 연령에서 흔하며, 60세 이하에서는 알츠하이머병보다도 흔하다고 한다.

인격 변화와 비정상적인 행동이 서서히 시작되는 것이 초기 전두측두엽 치매의 가장 뚜렷한 특징이다. 가족들은 환자가 더 이상 과거와 같은 사람이 아니라고 말한다. 그리고 자신이 병이 있다는 사실을 모르고, 감정이 둔해지며, 사물을 분별하고 판단하는 능력이 떨어진다. 다른 사람들의 감정을 공감하지 못하고 자기중심적이고 차갑게 변하며 가족이나 친구에게도 무관심해진다. 이러한 변화 때문에 병이 진행됨에 따라 과거와 다른 사람으로 여겨지는 것이다.

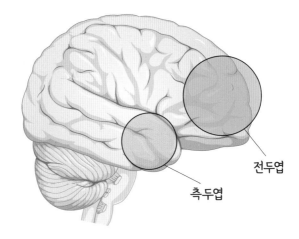

전두측두엽 치매의 병변

전두엽

측두엽

　탈억제나 주의산만 증상도 흔하게 나타난다. '탈억제'란 사회적인 예절을 지키지 않고, 공격적인 언어나 몸짓을 사용하며, 충동적이고 이기적인 행동을 보이는 경우를 말한다. 사회적으로 부적절한 행동을 하기도 한다. 예를 들어 물건을 훔치거나 사람을 때리고 욕을 하기도 하며 길거리에서 옷을 벗거나 소변을 보기도 한다. 이런 행동을 하는 바람에 경찰서에 끌려가는 환자도 있다. 또 환자들이 청소하기나 걷기를 반복하고 충동적으로 물건을 계속 사기도 하며, 강박적으로 확인하고 또 확인하고 물건을 모으는 행동도 흔하게 보인다. 어떤 환자들은 계속 퍼즐만 맞추거나, 한자리에서 빙빙 돌기만 하는 경우도 있다. 환자가 이전에는 그렇지 않았는데 병에 걸린 뒤에는 색다른 주변 일인데도 흥미를 보이지 않고, 씻지도 않고 일상적인 활동에도 관심이 없게 된다. 그리고 이들 환자에서는 섭식 변화, 특히 단것에 대한 갈망이 흔하게 나타난다. 예를 들어 아이스크림, 초콜릿, 과자를 반복적으로 먹는 증상이 그것이다. 포만감을 못 느끼고 음식에 대한 갈망이 심해져 체중이 증가하기도 한다. 물론 알츠하이머병과 같이 실행기능(어떤 일을 분석하고 계획하고 조직화해서 일을 해내는 능력)이나 주의집중이 저하되는 인지장애가 나타날 수 있지만 기억력과 시공간기능은 상대적으로 유지된다.

병변이 뇌의 어느 위치에 있는지에 따라 언어를 이해하는 능력과 말하는 능력에 문제가 발생하기도 하고, 운동기능에 장애가 생겨 말기에 사망하는 경우도 있다. 안타깝게도 아직까지 효과적인 약물은 없으며 증상에 따라 항우울제나 인지기능개선제를 처방하고 있는 실정이다.

루이체 치매와 파킨슨병 치매

루이체 치매와 파킨슨병 치매는 비정상적인 단백질 덩어리인 루이소체를 병리적인 특징으로 갖는다.

루이체 치매의 핵심증상은 인지기능이 자주 변화하고, 반복적으로 환시와 파킨슨 증상(근육의 떨림, 뻣뻣함, 자세불안정이 나타남)이 나타나는 것이다. 그 외에도 렘(REM) 수면행동장애(수면 중에 신체 움직임이 발생하여 주먹질, 발차기, 소리 지르기와 같은 행동이 나타나는 장애), 기립성 저혈압과 같은 자율신경계 이상 등이 나타날 수 있다. 치매 증상이 파킨슨 증상과 동시에 나타나거나 파킨슨 증상이 나타난 뒤 1년 이내에 발생하면 루이체 치매로 진단할 수 있다.

파킨슨병 치매는 루이체 치매와 병리 및 증상이 비슷하고 차이가 적어 감별하기가 쉽지 않다. 치매 증상이 파킨슨 증상이 나타난 뒤 1년 이후에 발생하면 파킨슨병 치매로 진단할 수 있다.

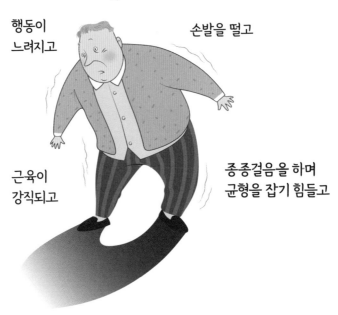

파킨슨병

행동이
느려지고

손발을 떨고

근육이
강직되고

종종걸음을 하며
균형을 잡기 힘들고

　　두 질환 모두 리바스티그민과 같은 아세틸콜린 분해효소 억제제가 효과적
이라고 알려져 있으며, 환시와 같은 증상은 항정신병 약물 등을 조심하면서
사용해야 한다.

혈관성 치매

　　혈관성 치매는 뇌혈관 병변에 의하여 뇌 조직이 손상되면서 발생하는 인
지장애이다. 뇌졸중은 증상에 대한 용어로 크게 뇌경색과 뇌출혈로 분류된
다. 뇌경색은 뇌의 혈관이 막히는 병으로 피가 굳어진 덩어리 때문에 생긴

다. 이렇게 뇌혈관이 막히거나 좁아지거나 터져서 뇌에 혈액이 공급되지 않아 혈관성 치매가 유발된다.

　위험 요인으로는 고혈압, 당뇨, 고지혈증, 심장질환, 흡연, 음주, 비만 등을 들 수 있다. 혈관성 치매에는 여러 종류가 있지만 대표적인 것으로 다발성 경색 치매가 있다. 대뇌에서 중요한 혈관이 막혀 치매 증상이 나타나는 치매인데 발병되는 시점이 비교적 분명하다. 단일 전략적 뇌경색 치매는 뇌의 일부분에서 작은 뇌경색이 발생하는 병인데, 단일 영역이 파괴되어 인지 기능장애가 심각하게 나타난다. 피질하(피질 아래의 영역으로 축색돌기라는 신경 섬유가 포함된 백색질로 구성됨) 혈관성 치매는 다른 혈관성 치매와 달리 치매 증상이 서서히 나타나기 때문에 뇌혈관에 문제가 발생하는 시기와 기억력이 나빠지는 시기가 분명하지 않다.

　일반적으로 혈관성 치매의 인지장애는 갑자기 발병하며 계단식으로 악화되고 병변의 위치에 따라 증상이 다양한 편이다. 전두엽의 이상으로 실행기

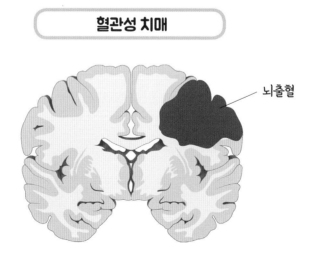

혈관성 치매

뇌출혈

능(어떤 일을 분석하고 계획하고 조직화해서 일을 해내는 능력)이상, 의지상실, 탈억제가 나타나고, 좌측 두정엽의 이상으로 실어증(뇌의 질환이나 손상으로 인해서 언어의 이해 및 표현 능력이 상실된 상태)과 실행증(기본적인 운동능력 및 감각능력에 장애가 없고 지시하는 사람의 말을 충분히 이해하고 수행할 수 있음에도 불구하고, 뇌의 이상으로 이미 학습되어 할 수 있는 운동이나 몸짓을 못하는 장애)이, 우측 두정엽의 이상으로 시공간기능의 이상, 구성실행증(그림을 그리거나 블록을 조립하는 것과 같이 전체를 통합하여 어떠한 형태를 만들기 어려워하는 증상)이 나타난다. 피질하 혈관성 치매 증상으로는 성격과 감정의 변화, 정신운동의 느려짐, 우울증, 보행 장애, 자세의 불안정, 반복적인 넘어짐, 빈뇨, 요실금 등의 증상이 나타난다. 혈관성 치매의 대부분은 대뇌혈관성 병변 시점과 인지기능장애 발생 시점의 시간적 인과관계가 분명하다. 혈관성 치매를 진단하는 데에는 신경인지기능검사뿐만 아니라 자기공명영상(MRI)과 같은 뇌영상의학적 검사가 꼭 필요하다.

뇌졸중을 사전에 예방하기 위해서 위험인자를 발견하고 교정하는 것이 중요하다. 항응고제나 항혈소판제 투여 및 고지혈증 치료 등이 도움된다.

치매는 뇌의 퇴행성 질환으로 알츠하이머병, 전두측두엽 치매, 루이체 치매, 파킨슨병 치매, 혈관성 치매 등으로 분류된다. 기억력 저하 등의 인지기능장애 이외에 정신행동증상, 일상생활수행능력 장애 등이 나타난다.

기억의 종류

기억은 크게 단기기억과 장기기억으로 나뉜다. 단기기억은 정보를 단기간 저장한 뒤 이를 이용하여 다음 일을 수행할 수 있는 기억을 말한다. 일례로 전화번호를 듣고 기억했다가 전화를 거는 것을 들 수 있다. 작업기억에는 전전두엽의 기능이 중요하다고 알려져 있다. 장기기억은 새로운 것을 배우고 일정 시간이 지난 후 다시 기억하는 것을 말한다. 장기기억은 보통 서술기억과 비서술기억으로 나눈다. 서술기억은 다시 삽화기억과 의미기억으로 나누어진다. 삽화기억은 특정한 사건이나 개인의 경험을 말하는 것으로 시공간적으로 분명한 사건에 대한 기억이다. '7월에 일산 카페에서 아이스 아메리카노를 마시면서 진로에 대한 이야기를 나누었다'도 삽화기억의 한 예이다. 의미기억은 사실, 일반적인 지식, 어휘에 대한 기억을 말한다. '프랑스의 수도는 파리이다'를 예로 들 수 있다. 비서술기억은 자전거 타는 법, 수영하는 법, 또는 조건반사 등을 말한다.

기억력은 부호화, 저장, 인출의 세 가지 처리과정으로 분류할 수 있으며 서로 밀접하게 연관되어 있다. 부호화는 감각 기관을 통해서 뇌로 들어온 정보가 학습되면서 기억되는 과정을 말하는 것이며, 인출은 장기기억으로 저장된 내용을 의식적으로 불러내는 과정을 말한다. 알츠하이머병은 주로 기억력을 담당하는 측두엽의 해마에서 이상이 나타나기 시작하여 점차 전두엽, 두정엽 등을 거쳐 뇌 전체로 병변이 퍼져나간다. 기억을 새롭게 습득하는 부호화 단계가 주로 손상되어 있다. 알츠하이머병에서 삽화기억의 손실은 내측 측두엽 주위의 손상, 특히 해마 복합체의 손상 때문이다. 해마는 새로운 삽화기억(언제 어디서 사건이 발생하였는지에 대한 기억)을 만들고 통합하며 기존에 저장된 지식과 연결하는 데 필수적인 역할을 한다. 해마는 여러 경험이나 정보들을 한꺼번에 묶어서 장기간 보관할 때 정보를 저장한 곳을 알 수 있게 해주는 일을 한다고 보면 된다. 일단 학습이 되면 기억들은 대뇌 피질의 여러 곳에 흩어져 분포된다.

한편 전두엽이 손상되면 집중력과 수행능력의 장애로 인하여 학습 능력이나 회상하는 능력이 떨어진다. 특히 전전두엽이 손상되면 기억의 부호화와 인출이 잘 되도록 도와주는 학습이나 기억과 관련된 계획과 전략에 문제가 생긴다.

기억은 단기기억과 장기기억으로 나눌 수 있고 장기기억은 서술기억과 비서술기억으로 나뉜다. 기억은 부호화, 저장, 인출의 세 가지 처리 과정을 거친다. 알츠하이머병은 주로 기억력을 담당하는 측두엽의 해마에서 이상이 나타나기 시작한다.

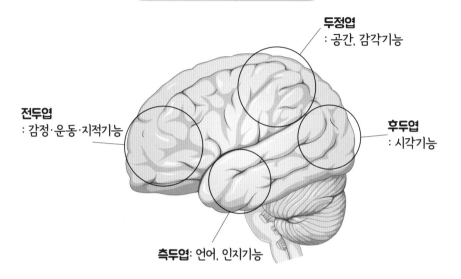

뇌의 해부학적 부위와 기능

두정엽
: 공간, 감각기능

전두엽
: 감정·운동·지적기능

후두엽
: 시각기능

측두엽: 언어, 인지기능

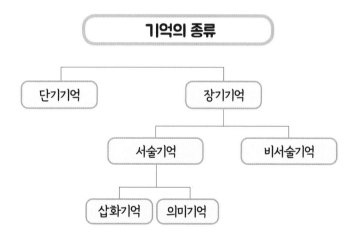

기억의 종류

단기기억

장기기억

서술기억

비서술기억

삽화기억

의미기억

치매의 대표적인 정신행동증상

치매 환자들이 보이는 정신행동증상은 뇌가 위축되고 단백질이 쌓이고 신경전달물질이 부족해지는 뇌의 손상 때문에 나타나는 것이다. 때로는 이러한 증상들이 나타났다가 사라지기 때문에 보호자의 입장에서는 온전한 사람이 일부러 나를 괴롭히려고 그러는 것은 아닌지 의심하게 되는 경우도 있다. 그렇지만 병 때문에 증상이 나타나는 것임을 잊지 말아야한다. 그리고 뇌에 손상을 입어서 단기간에 나타나는 혈관성 치매도 있지만, 대부분의 치매는 알츠하이머병과 같이 서서히 증상이 나타난다.

치매의 가장 흔한 증상은 기억력 장애와 같은 인지저하를 들 수 있지만 이 책에서 주로 다루는 정신행동증상이 인지장애 이상으로 중요하고 환자나 보호자에게 부담을 주고 있다. 환경이 변화하거나 환자 상태가 좋지 않으면 이런 증상이 더 심하게, 자주 나타난다.

가장 드라마틱한 증상의 예로 파국반응을 들 수 있다. 낯선 상황이나 갑자기 감당하기 힘든 일이 닥쳤을 때 파국반응이 잘 나타난다. 갑자기 화를 내고 소리를 지르며 공격적이고 적대적인 과잉 반응을 나타낸다. 괜한 일에 고집을 부리고 민감하게 반응하기 때문에 보호자는 환자가 잘 이해되지 않는다. 환자 입장에서 생각해 보면, 젊었을 때는 잘 하던 일이었는데 나이가 들어 똑같은 일이 두렵고 부담스러워져 이와 같은 파국반응을 보일 수 있다. 보호자는 환자의 이런 반응에 너무 속상해하지 말고 차분하게 잘 반응하는 것이 좋다. 환자를 너무 재촉하거나 피곤하게 하지 말고 한꺼번에 여러 일을 시키지 않도록 한다.

치매 환자는 공격적인 행동도 잘 나타낸다. 자기 마음에 들지 않으면 갑자기 화를 내고 욕을 하고 심지어 상대방을 때리거나 물건을 집어 던지기도 한다. 환자 입장에서 나름대로 이유는 있을 것이다. 환자의 이해력과 표현력이 떨어지기 때문에 나타나는 경우가 많다.

또, 환자는 이리저리 배회하기도 하고 몰래 돈이나 물건을 숨겨놓거나 뒤지기도 한다. 점잖았던 사람이 부적절한 성행동이나 낯 뜨거운 성적인 농담을 하는 경우도 있다. 반복적인 질문과 행동을 하기도 하고 안 그러던 사람이 무뚝뚝하고 무례하게 변할 수도 있다.

치매에 걸리면 기분 변동도 심해진다. 우울증, 불안증, 무관심, 무기력, 짜증, 의심이 많아지고 심각한 경우 편집증, 환청과 환시와 같은 환각 증상이 나타나기도 한다.

위와 같은 다양한 정신적인 문제와 행동 문제들이 치매 환자에서 나타나기 때문에 보호자는 많이 괴로워하고 부담스러워한다. 이런 문제들은 그 원인이 다양하기 때문에 신중하게 접근해서 정신과 상담을 받고, 환경을 교정하고, 약물을 처방받아야 한다. 그러나 약물치료보다는 일단은 비약물학적인 치료를 우선적으로 생각해 보도록 한다. 약물치료를 받는 경우, 단순히 기억력이 좋아지는 인지기능개선제만 사용해서는 낫지 않고 항우울제, 항불안제, 기분안정제, 항정신병 약물 등을 증상에 따라 처방받아야 하는 경우가 많다. 치매 환자는 치매만 가지고 있지 않고 심장질환, 호흡기질환, 파킨슨질환 등 동반되는 질병이 많으므로 약물상호작용을 조심해야 한다.

치매의 대표적인 정신행동증상으로 파국반응, 공격적인 행동, 우울, 불안, 무관심, 환각과 망상 등이 나타난다. 뇌의 손상으로 이와 같은 증상이 나타나며, 비약물학적인 치료를 우선적으로 시도해본다.

── 치매 환자의 정신행동증상 ──

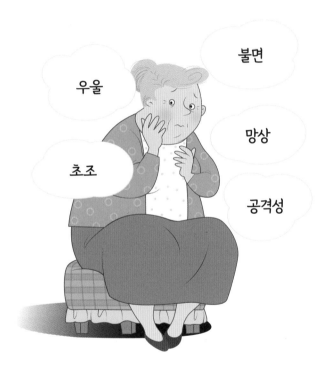

치매의 이상행동에 대한 기본적인 접근 방법

먼저 이상행동을 하는 환자들의 상태를 정확하게 파악하는 것이 필요하다. 환자들이 이유 없이 이상행동을 할 수도 있지만, 많은 경우 통증 등 불편한 증상 때문에 이상행동을 하는 경우가 많기 때문이다.

동시에 벌어지는 많은 이상행동 문제들을 단순화시켜서 하나하나 해결해 나가는 것이 좋다. 갑자기 많은 문제들을 일시에 해결하려고 하면 앞이 캄캄해져서 자신감도 없어지고 무력해진다. 일단 할 수 있는 일 중에서 쉬운 것부터, 중요한 문제부터 해결해 나가보자. 또 치매 환자들은 약간의 변화에도 예민해지기 때문에 주변 사람이나 환경이 바뀌면 혼란스러워한다. 규칙적인 스케줄을 만들고 지키도록 하는 것이 중요하다.

환자에게는 화나고 짜증나더라도 부드럽게 말하도록 한다. 환자에게 병이 있다는 사실을 잊지 말아야 한다. 환자를 돌보다 보면 때로는 정상적으로 보이는데 왜 이렇게 말을 안 듣고 나를 힘들게 하는지 화날 때가 가끔 있다. 그렇지만 환자는 일부러 그러는 것이 아니다. 보호자가 가끔 화를 낼 수는 있겠지만, 빠른 시간 안에 감정을 잘 다스리도록 한다. 그래도 환자가 살아계셔서 다행이라는 생각도 들지 않은가? 돌아가실 때까지 좋은 추억을 많이 만들어보길 바란다.

치매 환자뿐만 아니라 노인들은 되도록 운동하고 움직이는 것이 정말 중요하다. 움직이지 않고 활동이 멈추는 순간, 노화도 치매도 순식간에 진행된다. 필자의 진료 경험으로도 걷고 움직이는 것만이 환자의 삶의 질을 높일 수 있는 가장 중요한 첫 번째 방법이었다.

환자도 중요하지만 보호자도 중요하다. 힘들 때는 잠시 쉬어도 좋다. 누군가에게 도움을 청해도 좋고 환자를 잠시 요양원에 모셔도 좋다. 보호자가 정신적으로, 신체적으로 건강해야 환자도 안정되고 증상이 호전될 수 있다.

환자들을 돌보다 보면 뜻하지 않게 사고가 잘 발생한다. 아무리 조심을 한나고 해도 완벽하게 돌보는 것은 불가능하나. 안전한 환경을 만드는 것이 중요하다. 환자가 멀쩡하게 잘 걸어 다니다가 갑자기 다리에 기운이 빠져 휘청거려 넘어지는 경우도 있다.

집안의 위험한 물건들, 예를 들어 칼, 살충제, 전열기구 등은 안전한 곳에 잘 보관해 두어야 한다. 환자가 다니는 곳에 잡동사니를 쌓아두지 말아야 한다. 부딪히거나 발에 걸려서 넘어질 수 있다. 특히 욕실에서 사고가 많이 발생하는데, 미끄러지거나 다쳐서 골절되기도 쉽다. 또 보호자가 없을 때 가스레인지나 오븐을 잘못 사용하거나 끄지 않아서 화재가 발생할 수도 있다. 일정 시간이 지나면 불이 꺼질 수 있도록 타이머를 설치하는 것이 좋다.

약 관리도 중요하다. 환자들에게 약을 맡기면 위험하다. 초기 치매 환자라약을 잘 복용할 줄 알았는데 당뇨약을 과량 복용해서 응급실로 내원한 경우도 있었다. 환자를 믿지 말고 늘 감시하고 약을 제대로 복용했는지 살펴보아야 한다.

치매의 이상행동 증상치료는 쉬운 것부터, 중요한 문제부터 해결해 나가도록 한다. 환자가 예민하므로 주변 사람이나 환경을 급격하게 바꾸지 말고, 낙상을 조심하고 안전사고관리에도 주의한다. 환자에게 화내지 말고 부드럽게 대하도록 한다.

치매의 이상행동 접근방법

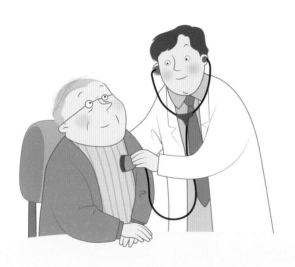

쉬운 것부터,
중요한 문제부터
천천히
해결하세요

경도인지장애

최근 들어 치매의 전 단계로 알려진 경도인지장애에 대한 일반인의 관심이 늘어나고 있다. 경도인지장애는 정상과 초기 치매의 중간 단계라고 할 수 있다. 경도인지장애는 나이와 교육수준을 고려한 객관적인 기억력 저하와 그에 따른 주관적인 인지장애의 호소가 있지만 일상생활에 있어서 기능은 떨어지지 않고 전반적인 인지기능이 보존되고 있는 상태를 말한다. 즉 기억력이 나쁘다고 호소하며, 동일 연령대에 비해 기억력은 약간 저하되어 있지만, 생활에 큰 문제는 없는 경우를 말한다. 기억력 저하는 객관적인 신경인지기능검사 결과를 통해서 확인한다.

연구결과마다 조금씩 다르기는 하지만, 경도인지장애의 10-15% 정도가 치매로 진행하는 것으로 알려져 있다. 현재 경도인지장애에서 치매로의 진행을 예방하고 차단하기 위한 연구가 활발하게 진행되고 있다. 안타깝게도 경도인지장애의 치료제는 아직 없는 실정이다. 뇌에 콜린을 공급하는 콜린알포세레이트와 치매치료제인 아세틸콜린 분해효소 억제제가 처방되고 있으나 임상효과를 증명하지 못해 현재 연구 중에 있다. 뚜렷한 약물치료 방법이 없기 때문에 약물남용에 유의하고 우울증, 불면증의 치료 및 혈관성 치매 위험인자들을 조절하는 것이 중요하다.

경도인지장애는 기억력의 손상을 호소하고, 동일 연령대에 비해 기억력은 약간 저하되어 있지만, 일상생활에 큰 문제는 없는 상태를 말한다. 경도인지장애의 10-15%가 치매로 진행하므로 예방이 중요하지만, 아직 뚜렷한 치료제는 없다.

○── 경도인지장애 ──○

생활에 문제는 없지만
깜박깜박해요.

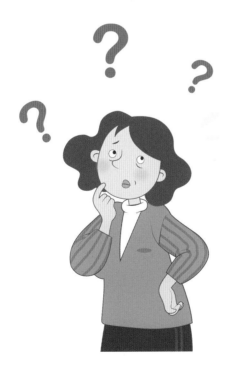

조기발병치매

치매의 원인과 상관없이 65세 이전에 증상이 시작되는 치매를 조기발병치매라고 한다. 원인에 따라 알츠하이머병, 전두측두엽치매, 혈관성치매, 파킨슨병, 헌팅톤병, 산발성 크로이츠펠트-야콥병, 알코올성 치매 등으로 나눌 수 있다.

조기발병 알츠하이머병은 알츠하이머병의 드문 형태이며, 늦게 발병하는 알츠하이머병보다 유전적 요인이 큰 것으로 알려져 있다. 신경병리학적으로는 대뇌 시냅스의 손실이나 노인성 반(신경 세포 밖에 베타 아밀로이드 단백질이 쌓여 있는 것)과 신경섬유농축체(신경세포 안에 비정상적인 타우단백질이 실타래처럼 꼬여있는 것)의 침착, 측두엽뿐만이 아니라 전두엽과 두정엽의 위축 및 대사저하가 원인으로 알려져 있다.

조기발병 알츠하이머병 환자는 초기에 언어기능, 시공간기능, 실행기능의 저하 및 실행증 등의 비기억상실성 인지장애와 행동장애를 나타낸다. 이로 인해, 기억력이 떨어지는 증상을 주로 보이는 노인성 알츠하이머병 환자에 비해 진단이 늦어지는 경우가 많다.

전반적으로 인지장애의 속도가 빠르고 경과도 나쁘며 수명도 짧다. 언어장애도 잘 나타나며, 질병이 진행됨에 따라 감정 기복이 심해지고, 운전과 같은 복잡한 활동을 할 수 없게 된다. 그 밖의 다른 증상으로 혼란, 동요, 환각, 발작, 파킨슨병 증상, 근긴장도 증가, 근경련, 요실금 및 함구증(말을 거의 하지 않는 증상)이 나타날 수 있다. 말기 단계에서는 간단한 일을 하는 방법도 잊어버리기 때문에 하루 종일 돌보는 사람이 필요하게 된다. 정신행동증상은 병의 단계에 따라 다르기는 하지만, 여러 증상이 동시에 나타나기도 하고 하나씩 나타나기도 한다. 늦게 발병하는 알츠하이머병보다 증상의 빈도와 강도도 높고 지속기간도 길다. 우울, 불안, 초조, 환시, 망상 등이 잘 나타난다.

조기발병 전두측두엽 치매는 임상양상이 다양한데 조기에 발병할수록 환시, 망상과 같은 정신병적 증상이 흔하게 나타난다. 또한 충동조절장애, 성적문제, 섭식장애나 공격성 등을 흔히 보이는데, 나이가 들수록 인지장애가 더 두드러지게 나타난다. 전두측두엽 환자의 행동장애는 돌보는 가족들을 지치게 만들어 요양원에 빨리 들어가게 하는 주요 요인이 된다.

조기발병 치매는 사회적으로, 경제적으로 활동이 왕성한 시기인 50-60대 초반에 발병하므로 가족들의 부담이 더욱 커진다. 환자는 직장에서 업무 실수 등으로 큰 문제를 일으킬 수 있고 결국 직무 수행이 불가능해져 조기퇴직을 하게 된다.

앞에서 말한 바와 같이 예후가 좋지 않아 조기에 적극적인 약물치료와 비약물치료가 필요하지만 아직은 효과적인 치료 방법이 없는 실정이다. 그런 이유로 환자와 가족들을 위한 사회적인 뒷받침이 더욱 절실하게 필요한 질환이다.

조기발병치매는 65세 이전에 발병하며 환자와 가족들의 부담이 크다. 전반적으로 인지장애의 속도가 빠르고 경과도 좋지 않으며 생존기간도 짧다. 언어 장애도 잘 나타난다. 아직 효과적인 치료제는 없는 실정이다.

⸺◦ 조기발병치매 ◦⸺

젊은 치매는 기억력이 나빠지는
속도가 빠르므로 미리미리
검사하고 대비해야 합니다.

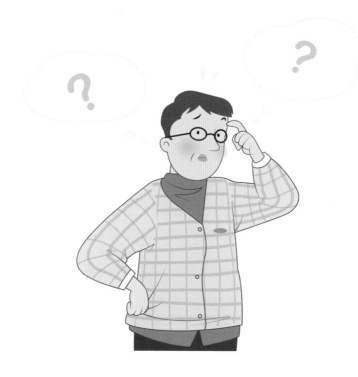

치매의 감별진단

치매는 특히 '가성치매'라고 불리는 우울증과 구별해야
한다. 치매는 지적 기능의 결함이 우울증상보다 먼저 시작되며 그 시기가 불
명확하다. 환자는 자신의 증상을 줄여서 말하거나 부정한다. 또한 자신의 증
상에 관심이 없으며 스트레스 상황에서 자신이 지적으로 부족하다는 것을
알게 되면 흥분상태를 보이기도 한다. 질문에 대해 회피하거나 분노하고 빈
정거리기도 한다. 질문에 맞게 대답하려고 노력하지만 결국은 실패한다. 정
신질환의 가족력은 흔하지 않다.

반면 '가성치매'라고 불리는 우울증은 우울증상이 인지기능저하보다 먼저
시작되며 발병시기가 명확하다. 자신의 증상을 불편하다고 호소하며 자기 비
난도 심하다. 경직된 모습을 보이며 슬픈 표정, 걱정과 염려를 보인다. 치매
와 달리 흥분하는 경우는 거의 없으며, 질문에 '모른다'고 대답하는 경우가
많다. 때에 따라 기억력에 변동이 있으며 환자가 질문에 대답하려고 노력하
지 않으면 치매처럼 보이기도 한다. 정신질환의 가족력이 흔하다.

치매는 정상적인 인지저하와도 구별해야 하는데, 정상노화는 증상이 가볍
고 일상생활이나 사회생활의 장애는 거의 없다. 정상, 치매 전 단계인 경도인

지장애, 그리고 초기 치매는 서로 구분이 쉽지 않으므로 신경인지검사, 뇌영상의학적 검사 등으로 감별하는 것이 필요하다.

치매는 가성치매라고 불리는 우울증과 감별해야 한다. 가성치매는 우울증상이 인지기능저하보다 먼저 시작되며 발병시기가 명확하다. 또한 자기비난, 슬픈 표정, 걱정과 염려가 많다. 치매는 정상적인 인지저하와 경도인지장애와 구분하도록 한다.

**가성치매,
치매처럼 보이는
우울증입니다.**

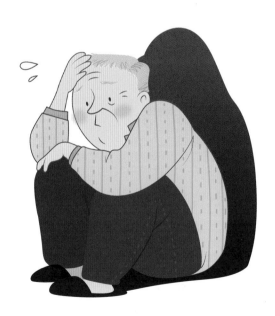

치매 진료 과정

기억력이 깜박깜박해서 병원을 찾는 경우, 병원마다 조금씩 차이는 있겠지만, 의사와의 면담 후에 일반적으로 3가지 검사를 진행한다. 먼저 신경인지기능검사로 전반적인 인지기능, 주의력, 기억력, 언어기능, 시공간기능, 전두엽 실행기능 등을 평가하게 된다. 정상보다 점수가 낮은지 높은지 체크해서, 치매인지 경도인지장애인지, 혹은 정상인지를 판별한다. 그리고 뇌영상의학적 검사를 한다. 가장 흔하게는 자기공명영상(MRI)을 촬영하고, 그 밖에 환자의 증상에 따라 뇌전산화단층촬영(CT), 단일광자방출전산화단층촬영(SPECT), 양전자방출단층촬영(PET) 등을 촬영하기도 한다. 마지막으로 혈액검사를 하게 된다. 일반적인 혈액검사뿐만 아니라 비타민, 엽산, 갑상선 기능 등 치매 위험인자들을 검사하고 다른 질환과 감별한다. 경우에 따라서 유전자 검사를 함께 시행할 수 있다.

의사와 현병력, 과거병력에 대한 면담을 하고 위의 검사들을 모두 진행하면 정확한 진단이 내려진다. 요즘은 지역마다 치매안심센터가 있어서 기본적인 신경인지기능검사를 일 년마다 무료로 제공해주고 있으니 그런 서비스를 이용하는 것도 좋다. 이상이 나타나면 센터에서 병원에 가보시도록 연계 서비스를 제공해줄 것이다.

치매라고 진단이 내려지면 적절한 약물치료 처방이 내려지고, 경우에 따라 인지훈련 등의 추가적인 치료를 권유받을 수 있다. 치매도 경도에서부터 중증까지 그 정도가 다양하므로 치매 진단을 받았다고 두려워할 필요는 없다. 일상생활에 지장이 없는 치매 초기 환자도 많다. 증상이 더 악화되지만 않게 잘 관리하면 된다. 최근 들어 하나둘씩 신약 개발 결과가 나오고 있으니 조금만 더 기다려보면 좋은 소식이 들려올 것으로 기대한다. 약물치료와 함께 인지중재치료와 같은 비약물학적 치료를 함께 병행해 나가면 좋다.

치매의 진료는 의사와 면담 후, 신경인지기능검사, CT나 MRI와 같은 뇌영상의학적 검사, 그리고 비타민, 엽산, 갑상선 기능 등의 혈액검사를 시행하게 된다. 진단 후에는 약물치료와 인지중재치료와 같은 비약물학적 치료를 처방받게 된다.

○── 치매 진료 ──○

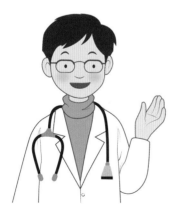

의사와 면담 후

├ 신경인지기능검사
├ 뇌영상의학적검사
└ 혈액검사

를 합니다.

치매 환자의 식사 관리

환자가 식사를 규칙적으로 하는 문제는 중요하고도 어려운 문제이다. 특히 혼자 사는 노인들에게는 더 심각한 문제이다. 환자 말로는 잘 먹고 있다고 하지만 막상 가서 확인해 보면 제대로 먹지 않고 있거나, 유통 기간이 한참 지난 상한 음식을 먹고 있는 경우도 많다. 그리고 보호자가 잘 챙겨드린 것 같은데 막상 검사해 보니 영양결핍이나 탈수증이 있는 분들도 많다. 식사 관리에 대한 모니터링이 필요한 이유이다.

최근엔 공공기관에서 음식을 제공하는 서비스도 있으니 이용해 보는 것도 좋겠다. 또 간편식이 많이 나와 집에서 간단히 조리해 먹기 좋은 음식도 있으니 편하게 이용해 보도록 하자. 되도록 간단히 차려서 먹을 수 있도록 하는 것이 좋다.

환자에게 너무 많은 것을 기대하는 것은 금물이다. 과거에 비해 식사 준비도, 먹는 것도, 설거지도, 냉장고에 보관하는 것도 부실하고 제대로 안될 것이다. 기대 수준을 낮추고 수시로 점검하도록 한다.

하루 3끼 모두 챙기기 어려우면 한 끼 정도는 간단히 고구마나 감자, 빵으로 대신해도 된다. 나이가 들면 식사량도 줄어든다. 그 밖에 수분 섭취나 영양제 등에도 신경을 써야 한다. 또 음식을 삼키다가 기도로 들어가지 않게 조심해야 한다. 잘못하면 질식할 수도 있고 폐렴이 생겨 생명에 위험을 초래할 수 있기 때문이다. 바르게 앉아 식사를 하고, 식후 20-30분 정도는 앉아 있도록 한다.

당뇨가 있는 분이 자제를 못해 단 음식을 수시로 먹는 경우도 많다. 치매는 판단력이 떨어질 수밖에 없는 질환이다. 환자에게 좋지 않은 음식은 환자의 손이 닿지 않는 곳에 보관하도록 한다.

나이가 들면 체중이 감소하는 경우가 흔한데, 자연적으로 감소하는 경우에는 어쩔 수 없지만, 어디가 아픈 건 아닌지 한 번쯤 체크하는 것이 필요하다. 치아가 좋지 않아서 음식을 잘 못 드실 수도 있고, 우울증 때문에 식욕이 떨어져 잘 못 드실 수도 있다. 식사 관리는 기본적인 중요한 문제이면서 항상 챙겨야 하는 힘든 문제이다.

환자는 인지기능이 저하되어 있기 때문에 식사를 잘 모니터링해야 한다. 규칙적인 식사시간과 식사량, 수분 섭취, 영양제 등에 신경 쓰도록 한다. 흡인성 폐렴을 조심하고 기저질환이나 동반질환을 확인하고 관리해야 한다.

─○── 치매 환자의 식사 관리 ──○─

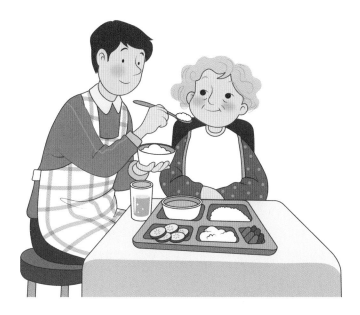

바르게 앉아서 천천히 식사하고
식후엔 앉아있도록 합니다.

치매 환자의 운동 관리

치매 환자뿐만 아니라 모든 정신건강의학과, 내과 질환에서 운동은 중요하다. 확실히 운동을 하면 기억력을 비롯한 모든 증상이 좋아진다. 우울감, 분노, 짜증, 불안, 배회 등 거의 모든 정신 증상이 호전될 수 있다. 운동은 만병통치약이라고 생각한다. 어떤 환자는 몸이 아프고 힘이 없어서 운동을 못하겠다고 하는데, 실상은 그 반대인 경우가 많다. 운동을 해야 몸이 아프지 않고 힘이 생긴다. 침대에 누워서 못 움직이는 분들이라도 팔다리를 마사지해주고 스트레칭 시켜주는 재활운동이 필요하다. 환자의 손을 잡아주는 등의 스킨십은 환자에게 안정감을 가져다준다. 또 운동은 다른 치료보다 환자에게 스트레스를 주지 않기 때문에 쉽게 적용할 수 있는 장점을 가지고 있다.

운동에 대해서 거창하게 생각할 필요는 없다. 걷기, 스트레칭만으로도 충분하다. 그 밖에 환자가 좋아하는 운동이 있다면 무엇이든지 다 좋다. 환자가 즐길 수 있는 활동을 접목하면 운동을 더 편하게 할 수 있다. 음악을 틀어놓고 춤을 추게 한다든지, 외식을 하러 가면서 걷게 한다든지 하는 것도 운동이 포함된 활동이다. 이렇게 운동을 하면 관절이나 근육이 부드러워진다. 하루라도 운동을 안 하면 바로 안 좋아지는 것을 느낄 수 있다. 그래서 매일매일 규칙적인 시간에 일정하게 운동을 하는 것이 중요하다. 환자의 운동을 도와주면서 보호자도 같이 하면 더욱 좋을 것이다.

운동을 통해 치매 환자의 인지기능, 우울, 불안, 통증 등 여러 증상이 좋아질 수 있다. 환자가 꾸준히 규칙적으로 걷기 운동을 할 수 있도록 격려하고, 못 움직이는 경우에는 스트레칭 등의 재활운동을 하도록 한다.

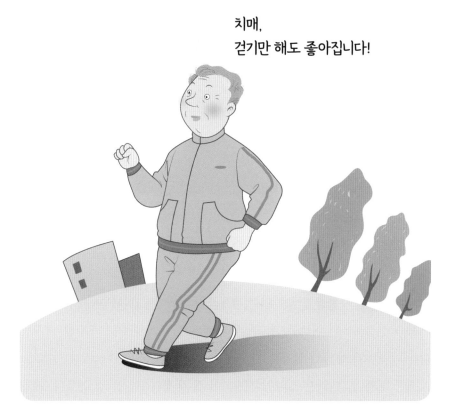

치매,
걷기만 해도 좋아집니다!

치매 환자의 약물치료

현재 가장 널리 사용되고 있는 치매 치료제는 아세틸콜린 분해효소 억제제인데 효과 측면에서 아쉬운 점이 많다. 알츠하이머병은 뇌신경 세포가 손상되어 기억과 학습을 담당하는 아세틸콜린이 감소되어 발생하는 병이다. 치료제로 사용되는 아세틸콜린 분해효소 억제제는 아세틸콜린의 농도를 증가시켜 인지기능을 좋아지게 만들어준다. 아세틸콜린 분해효소 억제제로는 도네페질, 리바스티그민, 갈란타민 등의 약물이 있으며 오심, 구토, 식욕저하, 설사 등의 위장관계 부작용이 가장 흔하다. 이 약들은 병이 진행되는 속도를 6개월에서 2년 정도 지연시켜 주는 효과가 있다.

아세틸콜린 분해효소 억제제의 한계를 보완하는 약물로 NMDA 수용체(N-methy-D-aspartate 분자와 결합하여 활성화되는 수용체) 길항제인 메만틴도 자주 처방되고 있다. 학습과 기억 과정에 중요한 역할을 하는 NMDA 수용체가 병적으로 활성화되면, 흥분성 신경전달물질인 글루타메이트가 신경세포독성을 유발하여 신경세포가 파괴된다. NMDA 수용체 길항제는 뇌신경세포의 파괴를 감소시켜 치매의 진행을 늦추는 효과를 나타낸다. 중등도에서 중증의 알츠하이머병 환자에게 주로 처방된다.

최근 레카네맙이라는 신약이 개발되어 전 세계의 관심을 받고 있다. 레카네맙은 경도인지장애나 초기 알츠하이머병의 치료를 위한 항아밀로이드 베타(Aβ) 항체이다. 뇌 속에서 과다하게 쌓인 아밀로이드 베타 단백질이 알츠하이머병을 유발하는데, 이 치료제는 아밀로이드 베타 단백질을 선택적으로 제거하여 치료 효과를 나타내는 약물이다. 그러나 뇌가 붓거나 출혈되는 부작용이 보고되고 있어 신중한 투여가 필요하다. 또 1년에 수천만 원이 들어가는 높은 비용 때문에 처방에 어려움이 있다.

그 외에 콜린알포세레이트 약물이 널리 처방되고 있으나 뚜렷한 치료효과가 확인되지는 않고 있다. 항산화제와 연관된 비타민 E, 은행잎 추출물 등의 인지기능개선 효과 역시 뚜렷하지 않다. 그리고 항염증제가 알츠하이머병의 발병이나 진행을 지연시키거나 호전시킬 수 있다는 연구가 진행되고 있으나 아직 예방효과나 치료효과가 분명하지 않다.

치매 치료제로는 도네페질, 리바스티그민, 갈란타민 등의 아세틸콜린 분해효소 억제제가 대표적이며 오심, 구토, 식욕저하, 설사 등의 위장관계 부작용을 조심해야 한다. 그 외에 메만틴도 처방되고 있으며, 최근 레카네맙이라는 신약이 개발되었다.

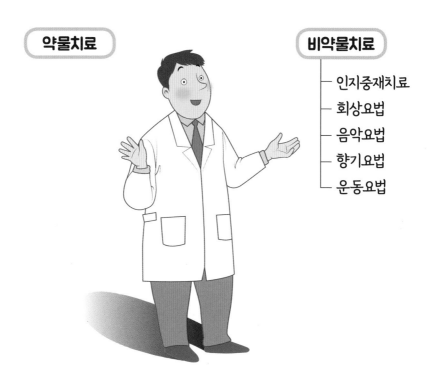

약물치료

비약물치료
- 인지중재치료
- 회상요법
- 음악요법
- 향기요법
- 운동요법

치매 환자의 비약물치료

치매 환자에게 약물을 투여하기 전에 먼저 약물 없이 치료하는 방법을 찾아보아야 한다. 예를 들어, 안심시키기, 활동을 격려하기, 주의를 분산시키기, 환경을 변화시키기 등을 들 수 있다.

환자에게 증상을 나타나게 하는 원인을 확인한 뒤, 그 원인을 없애는 것이 우선되어야 한다. 환자는 배고프거나 변비가 있거나 아플 때 예민해지므로 그러한 원인을 제거해준다. 환자에게 매일 가벼운 운동을 하도록 격려하고 안전하고 조용한 환경을 만들어주는 것이 좋다. 또 환자들이 좋아하는 놀이, 취미에 참여하게 하고 가족사진과 비디오를 보여주면 증상이 좋아질 수 있다.

다음 몇 가지 비약물 요법에 대해서 알아보도록 하자.

- **회상요법**: 그림이나 사진, 노래를 이용하여 이야기를 나눠보는 요법이다. 과거의 경험을 긍정적으로 받아들일 수 있게 하여 즐거움을 자극하는 것이다.
- **음악요법**: 환자가 좋아하는 음악을 들려주면 그 음악과 관련된 긍정적인 감정과 기억이 진정효과를 일으킨다. 초조 증상에 좋다.

- **향기요법**: 환자가 지내고 있는 공간에 향기 오일을 확산시키는 것으로 환자의 기분, 수면, 스트레스에 긍정적인 효과를 미친다. 예를 들어, 라벤더 오일은 초조 증상에 좋다고 한다.
- **다감각자극요법**: 스노젤렌으로 불리기도 하는데 두 가지 이상의 다른 감각 자극을 혼합하여 치료하는 방법이다. 예를 들어, 향기요법과 음악 요법을 같이 사용하는 것이다.
- **운동요법**: 춤추기, 걷기와 같은 운동을 하는 것으로 초조와 우울증에 효과적이라는 연구결과가 있다. 춤이 초조, 공격성, 불안, 배회를 좋아 시게 한다는 보고도 있다.
- **마사지요법**: 부드러운 마사지는 통증과 불안을 덜어주며, 수면, 초조, 배회증상에 좋다고 한다. 신체 접촉을 하는 요법이므로 환자가 마사지를 좋아하는지 싫어하는지에 따라 효과는 조금씩 다를 수 있다.
- **반려동물요법**: 초조 증상을 줄이고 공격적인 말투나 불안을 감소시킨다고 한다. 그러나 환자와 반려동물이 서로 다치게 하지 않아야 하며, 동물을 좋아하지 않는 환자에게는 주의해서 시행해야 한다.

치매 환자에게 안심시키기, 활동 격려하기, 주의를 분산시키기, 환경을 변화시키기 등을 적용하여 증상을 호전시켜보도록 한다. 비약물치료에는 회상요법, 향기요법, 다감각자극요법, 운동요법, 마사지요법, 반려동물요법 등이 있다.

치매 환자의 인지중재치료

　　최근 치매 환자들의 증상을 향상시키기 위해서 약물치료 뿐만 아니라 비약물치료도 많이 개발되고 있다. 그 중에서 특히 인지중재치료에 대한 관심과 연구가 활발해서 아래에 간략히 소개한다. 인지중재치료에는 인지자극, 인지훈련, 인지재활 영역이 포함된다.

　　인지자극은 환자를 다양한 활동에 참여하게 하여 전반적인 인지 및 행동을 개선시키는 것이다. 초기 치매에서부터 중등도, 중증 치매까지 고루 적용할 수 있다. 시간과 장소, 혹은 시사문제들을 알려주는 현실지남력요법, 회상요법, 다중감각자극요법, 노래 부르기, 악기연주, 원예요법 등이 포함된다. 요양원이나 주간보호시설에서 많이 활용되고 있다.

　　인지훈련은 기억력, 언어기능, 주의집중력, 실행기능 등의 특정 인지기능을 향상시키기 위한 훈련이다. 인지기능저하 정도에 따라 난이도를 조절할 수 있다. 중증의 환자를 제외한 치매환자에게 사용할 수 있다. 그룹치료와 개인치료가 있으며, 최근엔 컴퓨터를 사용한 전산화 인지훈련프로그램이 널리 사용되고 있다.

　　인지재활은 일상생활기능과 삶의 질을 향상시키기 위한 치료 방법이다. 중증치매에 이르기까지 거의 모든 단계의 환자에게 적용할 수 있다. 인지재활의 구체적인 목표는 환자마다 다르기 때문에 환자, 보호자와 상의하여 결정한다.

치매 환자의 인지중재치료에는 현실지남력요법, 회상요법, 다중감각요법, 음악요법 등의 인지자극, 기억력, 언어기능, 주의집중력, 실행기능 등을 향상시키는 인지훈련, 일상생활기능을 향상시키는 인지재활이 포함된다.

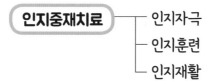

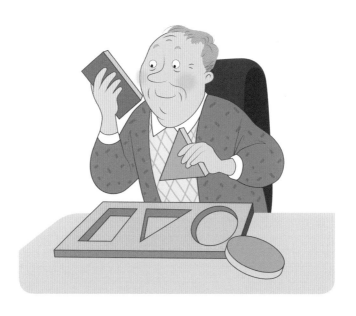

치매의 경과

대표적인 치매인 알츠하이머병은 최초 증상이 나타난 뒤 평균 10년 전후 생존하는 것으로 알려져 있으나, 개인별로 차이가 매우 크다.

초기에는 가벼운 기억력 저하가 나타나며 이후 점점 증상이 심각해진다. 최근 기억은 저하되지만 오래된 기억은 비교적 잘 유지된다. 지남력은 시간, 장소, 사람 순으로 나빠진다. 치매 초기에 우울증이나 짜증, 그리고 의심증이 나타날 수 있다.

중기에 접어들면 여러 인지기능이 떨어지고 정신행동증상을 보인다. 오래된 기억도 나빠지기 시작하고 지남력도 악화된다. 말을 이해하고 표현하는 데 문제가 발생한다. 망상, 환각, 배회, 불면, 공격성 등의 정신행동증상이 자주 나타난다.

말기에 이르면 대부분의 인지기능이 소실되고 신체적인 증상도 악화된다. 사람을 잘 못 알아보고 언어기능이 매우 떨어진다. 대소변 실금, 보행 장애, 경직 등이 나타나며 결국 폐렴이나 욕창 등으로 악화되어 사망할 수도 있다.

치매 초기에는 최근 기억부터 저하되기 시작하며, 중기에는 지남력 장애 및 언어장애, 그리고 정신행동증상이 빈번해진다. 말기에는 인지기능이 전반적으로 악화되며 대소변 실금, 보행장애 등의 신체증상이 심해진다.

2

행 동 문 제

해 결 하 기

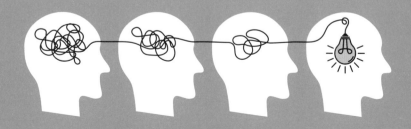

파국 반응을 보일 때

"어머니가 갑자기 벌컥 역정을 내시는데 도대체 이유를 모르겠어요. 자존심이 상해서 그러시는 것도 같은데 어떤 때는 별것도 아닌 일에 걷잡을 수 없이 화를 내시니 가족들도 당황스럽고 같이 화가 나요. 돌봐드리기도 싫어질 때가 있어요."

치매 환자들이 갑자기 화를 내거나 소리를 지르면 가족 전체가 스트레스를 받게 된다. 보통은 환자들이 자신의 능력으로 감당하기 어려운 일을 당했을 때 어쩔 줄 몰라 하면서 파국 반응이 나타난다. 파국반응의 의미는 '감당할 수 없을 만큼 심한 상황에 대한 반응으로 나타나는 붕괴된 행동'이다. 모르는 문제에 대답을 해야 할 경우나 낯선 상황에서 혼란스러울 때 잘 나타나며, 공격적이고 적대적인 행동이 나타나 모두를 당황스럽게 만든다.

환자를 평가하거나 검사하는 경우에도 가끔 파국 반응이 나타난다.

"100-7이 어떻게 되죠?"

"네?... 잠깐만요..."

"다시 한번 물어볼게요. 100-7이 어떻게 되죠?"

"...왜 그런 걸 물어보세요? 저를 뭘로 보고 어린애 취급하고 그러시냐고요? 제가 기다리라고 했죠?"

"...네. 알겠습니다. 제가 묻는 말에 답을 해주시면 좋겠습니다."

"관둬요. 저를 이렇게 무시하고 깔보는데, 이런 취급까지 당하면서 검사 받기 싫어요. 가겠어요. 검사 안 받아요."

환자는 자신의 문제가 드러나는 것이 괴롭고 두렵기 때문에 이와 같이 지나치게 감정적으로 행동하게 되는 것이다. 보호자 입장에서는 이런 일이 닥치면 환자를 이해하기 어려워진다. 도와주려고 하는데도 오히려 화를 내니 난감할 수밖에 없다.

환자가 파국반응을 보이는 것은 일부러 보호자를 화나게 하고 괴롭히려고 그러는 것은 아니다. 뇌가 손상되어 사신을 통세하시 못해서 그런 행동이 나타나는 것이다. 파국반응이 나타나면 마음을 가라앉힐 수 있도록 곁에서 침착하게 도와주는 것이 좋지만 그런 반응이 나타나기 전에 미리 예방하는 것이 더욱 바람직하다. 환자가 피곤해 보이거나 건강이 좋지 않을 때 자극하지 않도록 하고 어떤 일을 시작하기 전에 환자에게 미리 설명을 해주는 것이 필요하다. 또 환자가 하기 힘든 일을 빨리 하라고 재촉할 때 파국반응이 나타나기 쉬우므로 시간을 갖고 편안하게 할 수 있도록 단순하게 지시하고 도와주는 것이 좋다. 어린아이를 보살펴줄 때 수준에 맞게 얘기하고 돌봐주는 것처럼 치매 환자도 눈높이에 맞춰 돌보는 것이 필요하다. 환자가 할 수 있는 것과 할 수 없는 것을 잘 구분해서 가능한 일은 스스로 하도록 하고 못하는 일은 대신 해주는 것이 좋다.

파국 반응이 나타나면 일단 가라앉히도록 한다. 시끄러운 소리를 차단하고, 사람이 많으면 조용한 곳으로 데리고 가고, 물건이 복잡하게 놓여있으면 치우도록 한다. 파국 반응은 흥분된 상태이므로 환자와 아무리 말로 싸워봐도 소용없다. 보호자마저 같이 화내면 환자는 더욱 걷잡을 수 없이 폭발하게 된다. 함부로 환자에게 손을 대거나 꼼짝 못하게 하려고 하면 자신을 구속하려는 것으로 오해하여 증상이 더욱 악화될 수 있다.

또 환자의 행동에 대해서 너무 깊이 곱씹어 생각하지 말고 잘 털어버릴 수 있도록 노력하는 것이 필요하다. 환자의 증상 때문에 그런 일이 벌어진 것이고 곧 환자는 기억의 장애 때문에 잊어버릴 것이므로 보호자도 너무 마음에 담아둘 필요는 없다. 병이라고 생각하자.

파국 반응을 보이는 경우 보호자는 환자가 예민해지지 않도록 진정시킨다. 주변 환경을 단순하게 만들고 안정할 수 있도록 분위기를 조성해준다. 환자를 자극하거나 재촉하지 말고 여유를 갖고 접근하도록 한다.

─── 파국 반응이 나타나면 ───

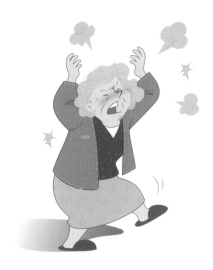

보호자는 환자를 진정시키고
안정된 분위기를 만들어줍니다.

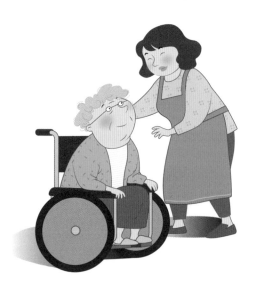

공격성이나 분노를 보일 때

"아버지가 옛날에는 점잖으셨는데 치매에 걸린 뒤론 난폭해지셨어요. 가족들에게 소리를 지르며 화를 내기도 하고 심지어 지팡이로 어머니를 때리려고 해서 어머니가 도망가신 적도 있었어요. 어떻게 하면 좋을까요?"

치매 환자들이 이렇게 공격적인 행동을 보일 때가 있는데 그 원인은 다양하다. 피해망상 때문에 그런 행동이 나타날 수도 있는데, 예를 들어 간병하는 가족이 내 물건을 훔쳐갔다고 생각하고 그를 공격하는 경우를 들 수 있겠다. 실제로는 자신이 물건을 어디에 잘 두고 기억을 못해서 의심하는 경우가 대부분이지만 아무리 설명해도 별 소용은 없다. 뇌의 이상으로 기억을 못해서 벌어지는 일이므로 환자 탓을 해봐야 소용없고 적절한 다른 방법을 찾는 수밖에 없다. 함께 없어진 물건을 찾는 척하다가 다른 행동으로 주의를 바꾸는 것도 한 가지 방법이다. 또 치매가 발병되어 자기 방어능력이 깨져 속으로만 싫어하던 사람에게 본인도 모르게 감정이 바로 튀어나오는 경우도 있다. "난 네가 싫으니까 오지마라." 이렇게 직설적으로 말을 하는 바람에 상대방에게 상처를 주는 경우가 있는데, 이 역시 병이 악화되어서 나타난 증상이니 너무 마음 아파하지 않았으면 좋겠다. 그리고 스트레스를 받거나 견디기 힘든 상황이 닥치면 공격적인 행동이 나타나는 경우도 있으므로 환자의 주변 상황을 잘 살펴보고 되도록 편안한 환경을 유지할 수 있도록 만들어주는 것이 좋다.

환자가 공격적인 행동이나 분노를 보이면 우선 침착하게 행동하도록 하자. 같이 화를 내면 상황이 더 악화될 수 있으니 왜 그러는지 살펴보고 원인을 제거하고 행동을 가라앉힐 수 있도록 간단한 내용과 차분한 어조로 주의집중을 다른 곳으로 돌릴 수 있도록 노력해 본다.

다음은 한 예이다.

"애, 진서 엄마야. 내가 여기 옷장 서랍 안에 10만 원을 잘 넣어뒀는데 없어졌어. 네가 가져간 거 아니니?"

"아니에요, 어머니."

"너 밖에 없잖니? 여기를 청소하고 뒤져볼 사람이... 다른 말 하지 말고 빨리 내어 놓아라. 너 아주 못됐구나."

"전 안 가져갔는데요... 어머니. 정히 그러시면 저랑 한번 같이 찾아봐요."

(함께 찾아보다가) "어머니, 찾아보는 것도 좀 힘드네요. 잠깐 쉬어요, 우리. 이리 오셔서 주스 좀 드세요. 제가 만들었는데 맛있어요."

이렇게 주의를 돌리면 자신이 했던 행동이나 의심을 순간적으로 잊어버리는 경우도 있다. 그러나 이렇게 해도 공격성이나 분노 등이 지나치게 오래 지속되면 정신건강의학과 전문의를 찾아가 상담을 받고 기분안정제나 항정신병 약물 등 증상에 적합한 약물을 처방받는 것이 좋다.

환자가 공격적인 행동을 보이면 우선은 침착하고 차분한 어조로 분노를 가라앉히고 환자의 주의를 다른 곳으로 돌린다. 원인을 찾아 제거하고, 증상이 지속될 시 정신건강의학과 의사에게 적절한 약물을 처방받으면 대부분 안정된다.

천사 같던 아버지가 악마로?
- 공격성을 보일 때

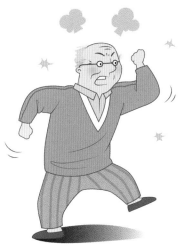

침착한 말투로 분노를
가라앉히고 환자의 주의를
다른 곳으로 돌립니다.

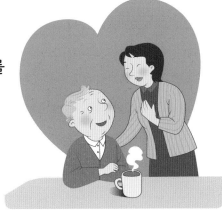

잠을 못 잘 때

치매 환자들뿐만 아니라 나이가 들면 잠을 푹 자지 못하는 노인들이 많다. 나이 들면 잠이 없어진다는 말이 틀린 말이 아니다. 특히 치매 환자의 보호자가 환자의 불면증에 대하여 고통을 호소하는 경우가 많다. 불면증 치매 환자에게 수면제를 처방하는 경우도 종종 있는데 어떤 때는 약을 복용하고 오히려 이상행동을 보이는 경우도 있으니 주의해야 한다.

"지난번에는 어머니의 불면증이 너무 심해서 수면제를 처방받아 와서 드려보았더니 오히려 새벽에 일어나서 밥을 하고 반찬을 해 드신다고 엉뚱한 행동을 하셔서 말리느라고 밤새 소동이 났어요."

불면증에도 여러 종류가 있는데, 잠깐 잠들었다 일찍 깨어 밤새 서성대는 경우, 잠드는 데만 몇 시간씩 걸려 괴로워하는 경우, 늦게 잠들어서 아침에 일어나기 어려워하는 경우 등이 있다. 나이가 들면 뇌가 위축되고 퇴행되어 뇌에 존재하는 생체시계가 고장나기 때문에 이런 증상이 나타난다.

원칙적으로는 낮에 활동을 하고 낮잠을 자지 말고 밤에 일정한 시간에 취침을 하는 것이 도움 된다. 그렇지만 환자들에게 그렇게 얘기해도 제대로 따라 하는 경우는 많지 않다. 낮에 할 일이 없으니 자꾸 낮잠을 자려 하고, 그러다 보면 밤에 잠 못 자고 다음 날 낮에는 졸리니 또 조는 일이 반복된다. 악순환이 되풀이되는 것이다. 아무리 보호자가 옆에서 깨우고 소리 질러도 그때뿐이지 말을 듣지 않는다. 뾰족한 방법은 없지만 그래도 최선을 다해 낮잠을 재우지 않고 낮잠을 자더라도 1시간 정도만 주무시게 하는 것이 좋다. 주간보호센터를 다니는 것도 권장하고 싶다. 아무래도 센터에 가서 다른 사람과 어울리고 프로그램에 참여하다 보면 낮에는 잠을 덜 자게 마련이다. 보호자도 낮에는 한숨 돌리고 자신의 일을 볼 수 있으니 좋은 방법이라고 생각한다.

또 환자가 밤에 일찍 깨어서 배회하다가 넘어질 수 있으니 조심해야 한다. 화장실을 가다가, 혹은 화장실에서 비몽사몽 중에 넘어져 다칠 수가 있으니 화장실에 등을 켜두는 것도 좋은 방법이다. 치매뿐만 아니라 치매가 아닌 사람도 밤에 자다가 일어나 꿈과 현실을 순간적으로 혼동할 수 있다. 아마 이 글을 읽는 여러분들도 한 번쯤은 겪어 보았으리라 생각한다. 치매 환자들은 정신도 흐리고 몸의 균형을 잡는 능력도 떨어져 있으니 늘 조심해야 한다.

수면장애가 호전되지 않으면 약의 힘을 빌려 조절할 수 있다. 단기간 수면제를 복용할 수 있지만, 수면제는 다양한 부작용을 초래할 수 있어서 조심해야 한다. 수면제를 복용한 후 밤에 깨어나서 엉뚱한 행동을 할 수도 있고, 때로는 인지기능이 저하될 수도 있으므로 장기적으로 복용하는 것은 권장하지 않는다. 명확한 건 아니지만 수면제를 장기간 복용할 때 기억력이 떨어진다는 보고도 있다. 수면을 도와주는 약에는 여러 가지가 있다. 단순히 잠을 잘 들게 해주는 수면유도제도 있고, 항불안제나 항정신병 약물을 수면제 대신 사용하기도 한다. 약물의 작용 시간이 각각 다르고 약물의 강도 역시 다양하기 때문에 환자에게 맞는 약을 찾아야 한다. 의사들도 처음부터 딱 맞는 약을 발견하긴 쉽지 않아서 약물 용량을 점차 증량하면서 서서히 맞추고, 만약 처방했던 약이 맞지 않으면 다른 성분의 약으로 변경해서 처방한다. 또 수면제를 복용 후 잠을 잘 자지만 다음 날 아침이나 낮까지 약효가 지속되어 계속 졸릴 수 있다. 그렇게 되면 주간보호센터 프로그램에 참여하기도 어려워지고 집에서도 낮잠만 자게 되어 밤에 잠을 설치게 되는 원인이 된다. 가능하다면 수면제는 되도록 단기간 복용하는 것이 좋다.

환자가 밤에 일어나서 자꾸 돌아다니려고 하면 잘 달래서 아직 깜깜한 밤이니 좀 더 누워서 잠을 청해보라고 부드럽게 말해주도록 한다. 보호자도 밤에 환자 때문에 잠에서 깨면 짜증이 나고 피곤하니 최대한 감정을 잘 조절하고 참으면서 환자에게 부드럽게 말 해주어야 한다. 환자도 혼란스러워서 예민해지기 쉽기 때문이다. 어떤 환자는 밤에 잠을 자다가 일어나 옷을 차려 입고 현관 밖으로 나가 몇 시간 동안 길을 헤매다 경찰에 의해 발견되어 간신히 집에 온 경우도 있었다. 이와 같이 잠결에 돌아다니다 낯선 곳에 와버려 무서움에 집을 찾으려고 사방을 헤매다 다치는 경우도 종종 발생한다. 이런 증상이 반복된다면 밤에는 환자가 현관문을 함부로 열고 나가지 못하도록 잠그는 방법도 고려해 볼 필요가 있다.

환자가 낮 동안에 많이 활동하도록 격려해서 밤에 잠을 잘 잘 수 있도록 도와준다. 단기간 동안 항불안제 등의 약물 처방도 도움 될 수 있다. 환자가 밤에 일어나 배회한다면 낙상을 조심하고, 부드럽게 잘 달래가면서 잠을 청하도록 말해본다.

불면증이 심할 때

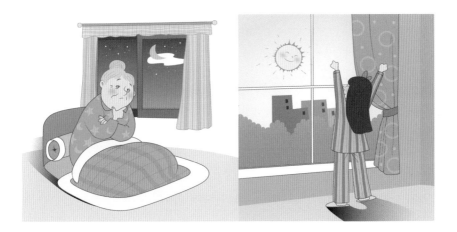

1. 낮잠을 자지 않는다.

2. 규칙적으로 자고 일어난다.

3. 잠자리 전에 과도한 운동이나 과식을 하지 않는다.

4. 커피, 술, 담배를 하지 않는다.

5. 자다가 일어나서 시계를 보지 않는다.

6. 침실은 조용하고 어둡게 만든다.

7. 잠자다 깨면 침실에서 나와 있다가 졸리면 다시 들어간다.

8. 낮에 운동을 한다.

물건을 자꾸 숨길 때

치매 환자들은 물건을 자꾸 숨기려고 하는 증상이 있다. 숨기는 것까지는 이해한다고 하더라도 도대체 어디에 숨겼는지 몰라서 못 찾는 경우가 허다하다. 중요하지 않은 물건이면 괜찮지만, 은행통장이라든지 귀중품인 경우는 문제가 된다. 환자에게 왜 자꾸 물건을 숨기는지 물어봐도 별 대답을 못 하는 경우가 많다. 추측하건대 환자가 생각하기에 중요한 물건이니까 안전하고 깊숙한 곳에 숨기려고 하는 것일 수도 있고, 누가 훔쳐갈지 모른다는 피해망상 때문에 숨길 수도 있다. 아무튼 결국에 찾아내는 것은 보호자의 몫이다.

따라서 환자에게 지나치게 비싼 물건을 주지 않도록 하고 환자 주변을 단순하고 깔끔하게 정리해서 물건을 못 찾을 정도로 깊이 숨길 수 없게 해야 한다. 물건이 없어졌을 때에는 평소 환자가 잘 숨겨놓는 곳을 주로 찾아본다.

또 환자는 중요한 물건이나 값비싼 물건뿐만이 아니라, 쓸데없고 더러운 물건들인데도 숨겨놓아서 썩은 냄새 때문에 보호자가 발견하는 경우도 있다.

"어머니가 속옷에 요실금이나 변실금을 하는 경우가 많으신데, 그 냄새나고 더러운 옷을 안 내놓고 어딘가에 자꾸 숨겨놓으세요. 제가 바로바로 내놓으시면 빨아드린다고 해도 소용없어요. 몰래 아무 말씀도 안 하시고 방 깊숙이 숨겨놓아서 며칠 뒤 퀴퀴한 냄새 때문에 찾아내는 경우가 많아요. 왜 그러시는지 모르겠어요. 정말 냄새나고 더럽고... 어떻게 해야 할지 모르겠어요."

환자는 본인이 알아서 처리한다고 속옷을 감추는지도 모르겠다. 그렇다고 환자를 야단치면 오히려 더 화내고 물건을 깊숙이 숨겨버린다. 환자에게 다시 한 번 잘 설명하면서 물건을 숨기지 않도록 타이르고, 집안을 복잡하지 않게 정리하는 것이 필요하다.

환자는 자신의 물건을 안전하게 두려고, 혹은 피해사고 때문에 물건을 숨길 수 있다. 환자가 잘 두는 곳을 찾아보고, 평소에 환자 주변을 단순하고 깔끔하게 정리하도록 한다. 환자에게 화내거나 야단치지 않는다.

물건을 자꾸 숨길 때

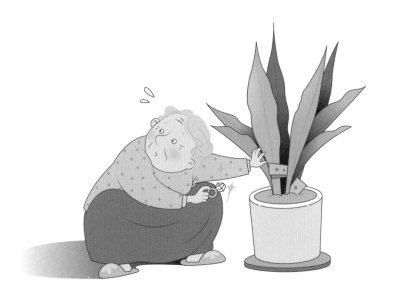

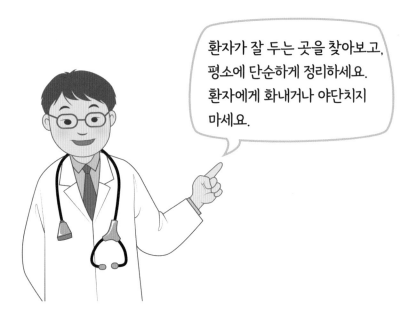

환자가 잘 두는 곳을 찾아보고, 평소에 단순하게 정리하세요. 환자에게 화내거나 야단치지 마세요.

같은 말이나 질문을 반복할 때

치매 환자들은 가족들에게 같은 말이나 질문을 반복하는 경우가 무척 흔하다. 진료실에서 환자 가족들이 의사에게 가장 많이 질문하는 것도 환자가 똑같은 질문을 반복할 때 어떻게 대처할지, 왜 이렇게 똑같은 질문을 반복해서 가족을 힘들게 하는지에 대한 내용이다.

결론부터 말하면 같은 질문을 반복하는 이유는 좀 전에 질문한 내용을 잊어버렸기 때문이다. 자신이 질문한 것도 잘 기억 못하고 보호자가 대답해 준 내용도 잘 기억하지 못하기 때문에 같은 질문을 반복하는 것이다. 뇌의 이상으로 기억력에 장애가 나타나 본인이 바로 몇 분 전에 질문한 것도 잊어버리게 되는 것이다. 그러니 가족이 짜증을 내고 화를 내봐도 별 소용이 없다. 환자가 일부러 그러는 것이 아니기 때문이다.

그렇지만 같은 질문에 계속 같은 답변을 해주는 것도 한계가 있기 마련이다. 처음 몇 번이야 친절하고 성실하게 대답을 해주지만 3번, 4번 이상이 되면 가족들도 지쳐서 화를 내게 된다. 기억력이 나빠져서 같은 말을 반복하는 경우도 있지만 불안하기 때문에 질문을 반복하는 경우도 많기 때문에 이런 경우, 환자를 안심시켜 주는 것이 증상을 호전시키는 데 도움을 줄 수 있다.

얼마 전에 만난 내 환자도 늘 병원에 오기 전날부터 질문을 수도 없이 되풀이한다.

"내일 병원에 몇 시에 예약이 되어있니?"

"네가 나를 데리러 올 거니?"

"몇 시에 데리러 올 거니? 집으로 올 거니?"

위와 같은 질문을 계속 반복한다. 심한 경우 집으로 데리러 간다고 말을 해놓았는데도 불안증으로 인해 예약 두 시간 전에 혼자 택시 타고 병원에 온 경우도 있었다. 이런 경우 환자에게 반복해서 미리 집으로 데리러 갈 테니 불안해하지 말고 병원 가는 건 걱정하지 말라고 안심시켜 주는 것이 최선이다. 병원에 늦을까봐, 혼자 병원을 찾아가지 못할까 봐, 병원에서 진료를 보고 약을 타는 일을 잘 못할까 봐 겁내는 경우가 많기 때문에 옆에서 도와줄 테니 염려하지 말라고 이야기해 주는 것이 좋다.

치매 환자에게서는 반복적인 질문뿐만 아니라 반복적인 행동도 흔하게 나타난다. 방바닥을 계속 닦는다든지, 같은 음식만 먹는다든지 하는 행동을 반복하는 바람에 보호자를 힘들게 하는 경우가 많다. 이와 같은 행동이 나타나면 환자가 다른 행동으로 바꿀 수 있도록 주의를 분산시키는 것이 좋다. "어머니, 거기는 그만 닦고, 여기를 좀 도와주세요." 등의 언급을 함으로써 관심을 돌리는 것이 효과적이다.

같은 말이나 질문을 반복하는 것은 기억력에 장애가 생겨 나타나는 증상이다. 또한 불안증 때문에 같은 말을 반복하는 경우도 있다. 보호자가 힘들겠지만, 환자에게 친절하게 대답해 주고 불안하지 않도록 안심시켜 주는 것이 최선의 방법이다.

─◦─ 같은 말을 반복해요 ─◦─

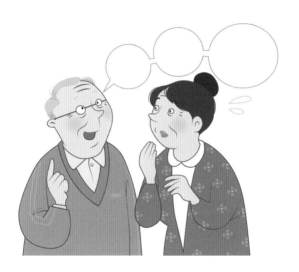

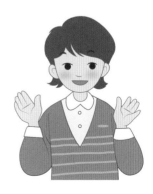

기억력에 장애가 생겨 나타나는 증상이므로, 환자에게 친절하게 대답해주고 불안하지 않게 안심시켜 주도록 합니다.

식욕이 변화할 때

치매가 진행되면서 식욕이 변화하는 경우가 많다. 과거에는 이것저것 가리지 않고 골고루 드시던 분이 입맛이 까다로워져서 안 먹는 음식이 많아지고, 양도 줄어서 보호자를 속상하게 할 때가 많다. 물론 나이가 들어 기운이 없고 활동이 적어져 밥맛이 없어지는 바람에 식사량이 줄어들 수 있지만, 질병의 악화로 인해 식욕이 떨어져 잘 못 드실 수도 있다.

치매에 걸린 뒤 과거엔 초콜릿 같이 단 것을 안 드시던 분이 단 걸 좋아하게 되는 경우도 있고, 적게 드시던 분이 하루에 3끼 이상을 드시는 분도 있다. 좀 전에 식사를 하고나서 또다시 밥을 달라고 하는 경우도 종종 있다. 식욕 중추의 이상으로 그런 현상이 발생할 수 있고 인지저하로 인해 그런 증상이 나타날 수 있다.

보호자가 곁에서 아침, 점심, 저녁 식사를 잘 챙겨주고 식사량도 조절해준다면 더할 나위 없이 좋겠지만 그렇게 하기란 현실적으로 어렵다. 보호자도 각자 일이 있고 직장이 있기 때문에 치매 환자 혼자서 끼니를 챙겨 먹어야 할 때가 많다. 요양보호사가 방문하긴 하지만 몇 시간 정도만 들러서 챙겨주는 경우가 많기 때문에 결국 환자가 알아서 식사해야 하는 경우가 생긴다. 치매 증상이 심하지 않은 경우는 보호자가 식사 때마다 전화라도 해서 어떻게 챙겨 먹으라고 알려주고 또 잘 먹었는지 확인해 볼 수 있지만 실제로 보호자의 지시대로 잘 따라하는 경우는 드물다. 환자가 영양가 있는 음식을 간편하게 제때 잘 챙겨 드실 수 있도록 적절한 방법을 찾는 수밖에 없다.

환자가 너무 조금 먹어서 영양실조에 걸리지 않도록 하는 것도 중요하고, 지나친 편식이나 과식을 조절할 수 있도록 감시하는 것도 필요하다. 또 환자가 숟가락과 젓가락을 잘 사용하면 다행이지만 잘 사용하지 못한다면 숟가락과 포크를 사용해서 식사할 수 있도록 하는 것도 도움 된다. 이전에 잘 하던 일을 잘 못하게 되면 일단은 다시 잘 할 수 있도록 교육을 시켜보고 도저히 안 되면 속상해하지 말고 환자의 현재 수준에 적절한 방법을 찾아보는 것이 좋은 방법이다. 자주 이야기하는 내용이지만, 현실을 받아들이는 것이 보호자의 스트레스 관리에 중요하다. 그리고 식사량이 적은 경우 마실 수 있는 영양보조식품 캔 등을 중간에 드리는 것도 좋다. 음식뿐만 아니라 수분 섭취도 중요한데 대소변을 원활하게 볼 수 있도록 충분한 양의 수분을 섭취하게끔 한다.

최근엔 사회복지제도가 잘 되어 있어서 지자체에서 하루 한 끼 정도 도시락을 배달해 주기도 하니 그런 서비스를 찾아보고 신청하는 것도 좋겠다.

식욕중추의 이상으로 식욕이 변화할 수 있으므로 보호자는 식사량과 횟수를
잘 체크하도록 한다. 환자가 영양실조에 걸리거나 편식, 과식하지 않도록 조절
해주고 수분 섭취, 대소변 관리에 신경 쓰도록 한다.

── 식욕이 변화할 때 ──

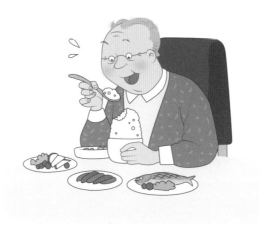

환자의 식사량, 횟수를 체크하고
수분섭취도 관리하도록 합니다.

식사를 잘 못할 때

"아버지가 식사를 잘 못하세요. 밥맛도 없다고 하시고 배가 고프지도 않다고 하세요. 거의 식사를 안 하시고 체중이 줄어서 너무 걱정돼요. 어떻게 밥을 드시게 해야 할지 모르겠어요. 치매가 생기면 식사도 잘 못하나요?"

식사를 잘 못하는 이유는 여러 가지가 있다. 간혹 복용하고 있는 많은 약 때문에 목이 말라서 음식이 맛이 없거나 삼키기 어려운 경우가 있는데, 그런 경우 음식을 먹는 중간 중간에 물을 조금씩 자주 마시게 하는 게 도움 된다. 또 환자가 음식을 물고 삼키지 않는 경우도 있는데, 환자가 씹고 삼키는 방법을 잊어버려서 그럴 수 있다. 이런 경우에는 볼을 톡톡 치면서 부드러운 음식을 제공해서 드실 수 있게 하는 것도 한 가지 방법이다.

환자가 식사를 잘 할 수 있도록 조용하고 안정된 환경에서 좋아하는 음식을 한 번에 한 가지씩 드리면서 부드러운 말로 격려하는 것이 좋다. 밥을 잘 안 드시면 좋아하는 간식을 자주 드시게 하는 것도 괜찮다.

그래도 잘 먹지 않으면 약국이나 의료기 상사에서 판매하는 고칼로리 음료를 드리는 것도 좋은 방법이다. 요즘엔 내과 질환 별로 다양한 맛의 음료가 나와 환자에게 드리기 더욱 편해졌다.

보호자가 환자를 위해 매일 영양가 있는 음식을 준비하는 것이 스트레스로 다가올 수 있는데, 요즘같이 바쁜 세상에 매번 맛있는 음식을 만들어서 드릴 필요는 없다. 환자가 먹을 만한 간단한 식사 한 가지만 준비해도 괜찮고, 음식점에서 테이크아웃을 하거나 배달시켜도 된다. 영양적으로 균형 잡힌 냉동 음식을 사서 조리해 드리는 것도 괜찮은 방법이다.

식사를 잘 못하면 당연히 살이 빠지게 되지만, 치매라는 병 때문에도 체중 감소가 나타날 수 있다. 일단 체중이 많이 빠지면 우선 다른 병은 없는지 살펴보는 것이 필요하다. 우울증은 없는지, 변비는 심하지 않은지, 치아는 괜찮은지 확인해 보는 것이 좋겠다.

식사를 잘 못하면 보호자의 상황에 맞게 음식을 준비해서 드리면 된다. 잘 씹지 못하면 부드러운 음식을, 밥을 잘 드시지 못하면 간식이라도 자주 드리는 것이 좋다. 고칼로리 음료를 드리는 것도 좋다. 체중이 많이 빠지면 다른 병이 있는지 살펴보자.

식사를 잘 못할 때

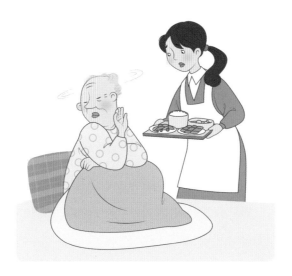

원인을 파악하고 교정해 주세요.
부드럽게 격려하면서 밥 대신 간식이나
고칼로리 음료라도 드시게 해주세요.

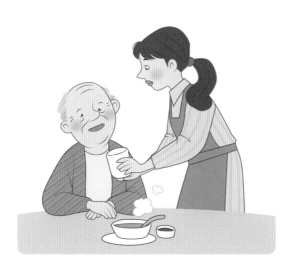

부적절한 성적 행동을 할 때

치매 환자들을 돌보다 보면 가끔 부적절한 성적 행동을 목격할 때가 있다. 빈도가 많은 편은 아니지만 어쩌다 한 번이라도 나타나면 보호자로서는 당황할 수밖에 없다. 남자 환자를 돌보는 경우에, 보호자가 부인이 아닌 딸이나 며느리인 경우 더 당혹스러울 수 있다. 그러나 그러한 행동은 병 때문에 나타나는 증상일 뿐이지 일부러 당신을 괴롭히거나 희롱하려고 하는 행동은 아니다.

성적 행동은 여러 가지 양상으로 나타날 수 있다. 갑자기 성기를 꺼내서 자위행위를 할 수도 있고, 길거리나 손자들이 보는 앞에서 팬티를 벗을 수도 있다. 그런 경우 당황하지 말고 자연스럽게, 아무렇지 않게 반응하는 것이 좋다. 환자의 입장에서는 아무 생각 없이 갑자기 소변이 마려워서 옷을 내린 것일 수 있고, 지금 있는 장소가 어딘지 제대로 인식하지 못하고 옷을 벗은 것일 수도 있다. 보호자는 환자를 화장실로 데리고 가서 용변을 볼 수 있게 도와주도록 한다.

그런 행동이 나타날 때 환자에게 부드럽지만 단호하게 '안된다'고 일관되게 말하며 환자의 주의를 다른 곳으로 돌리도록 한다. 환자를 돌보는 사람에게도 치매로 인한 뇌손상으로 인해 이런 행동이 나타날 수 있음을 미리 설명

한다. 그리고 환자가 지루하지 않도록 좋아하는 다른 활동에 몰두할 수 있게 한다.

치매에 걸리면 성욕이 감퇴하는 경우도 있지만, 반대로 증가되어 부인을 괴롭히는 경우도 있다. 부인 입장에서는 환자 곁에서 먹이고 씻기고 돌보는 일 자체만으로도 지치고 힘든데, 성적으로 더 괴롭힘을 당하니 견디기 어려울 것이다. 이것도 역시 고의로 부인을 괴롭히려는 것이 아니라 병 때문에 뇌에 이상이 있어서 과다 성행동을 보이는 것이라고 이해하자. 이런 행동을 조절할 수 있는 방법을 찾아보는 것이 좋다. 건전하고 적절한 다른 행동으로 돌리는 방법을 시도해 보고 효과가 없으면 정신건강의학과 의사를 찾아가 상담하고 약물을 처방받는 것도 좋겠다. 약을 복용하면 전부는 아니지만 상당부분 행동이 조절되는 경우가 많다. 약 기운으로 약간 몸이 처질 수 있지만 용량을 조절해서 복용하면 증상도, 부작용도 좋아질 수 있다.

부적절한 성적 행동은 뇌의 이상으로 인해 충동조절이 잘 안되고 인지기능이 떨어져서 나타나는 것이다. 이상한 행동을 할 때 당황하지 말고 차분하게 반응하도록 한다. 관심을 딴 데로 돌리거나 활동을 늘리고, 필요하면 약을 처방받도록 한다.

부적절한 성적 행동을 할 때

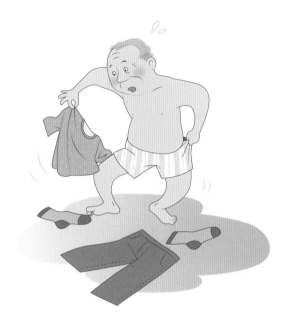

환자의 주의를 딴 데로 돌리고,
활동을 늘려줍니다.
부드럽지만 단호하게 안 된다고
말합니다.

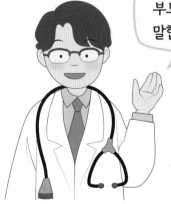

잘 씻지 않을 때

"어머니를 씻기려고 하면 화를 내세요. 옷을 벗기고 욕조에 들어가게 하는 일이 너무 힘들어요. 샤워시킬 때마다 매번 싸우다시피 하게 되어서 어머니도, 저도 지쳐요. 좀 더 쉽게 씻길 수 있는 방법이 없을까요?"

치매 환자들에게 목욕을 강요하면 자신의 일에 간섭하지 말라고 하면서 벌컥 화를 내는 경우가 잦다. 목욕하는 것 자체가 버겁고 겁이 나서 그럴 수 있다. 또 치매에 걸리게 되면 우울하고 모든 일에 무관심해지고 의욕이 없어져서 자연히 씻기를 싫어하게 된다. 그렇다고 보호자의 방식대로 씻으라고 강요한다면 오히려 일을 더 어렵게 할 수 있다. 환자의 독립성과 사생활을 존중하며 접근해야 한다. 자신의 알몸을 다른 사람이 보고, 접촉한다는 것이 창피하고 불쾌할 수 있다.

조용하고 차분한 목소리로 말하면서 목욕을 할 수 있도록 분위기를 조성하는 것이 좋다. 치매에 걸리기 전에 환자가 했던 목욕 방법대로 하는 것이 효과적이다. 목욕을 시킬 때는 짧고 간단하게, 그 때 그 때 해야 할 행동을 말해준다. "자, 이제 티셔츠를 벗으세요 – 이번엔 바지를 벗으세요 – 잘 하셨어요, 다 벗었으니 욕조 안으로 들어가세요."와 같이 단계별로 말해주는 것이 좋다. 목욕을 하고 난 뒤에 환자가 좋아하는 것을 제공해 주는 것도 쉽게 씻길 수 있는 방법이다. 그리고 목욕을 매일 같은 시간에 동일한 방법으로 진행하는 것이 환자가 미리 예측할 수 있고 습관이 되어서 좋다.

환자를 씻길 때 조심해야할 부분이 있는데 바로 욕실에서의 사고이다. 욕조도 미끄럽고 욕실 바닥도 미끄럽기 때문에, 욕조에 들어가고 나올 때와 비누칠을 위해 환자가 서 있을 때 넘어지지 않도록 조심해야 한다. 욕조에 물을 너무 많이 채우지 않도록 하고, 욕조와 욕실 바닥에 미끄럼 방지 매트를 깔아두는 것이 좋다. 또 욕실에 손잡이를 설치하는 것이 노움 되며 목욕 의자를 비치해 놓는 것이 좋겠다.

환자를 씻길 때는 피부에 병변은 없는지 잘 살펴보도록 한다. 욕창, 붉은 반점, 발진, 상처가 없는지, 특히 생식기 부분에 염증은 없는지 주의해서 살펴보도록 한다. 수건으로 닦을 때도 구석구석 잘 닦고 필요하면 파우더 등을 발라주는 것이 좋다.

환자를 목욕시킬 때는, 사적인 부분을 존중하면서 조용한 목소리로 단계별로 일러주면서 씻기도록 한다. 욕실에서 넘어지지 않도록 필요한 장치나 도구를 준비하고 조심하면서 씻긴다. 아울러 피부 병변도 확인한다.

잘 씻지 않을 때

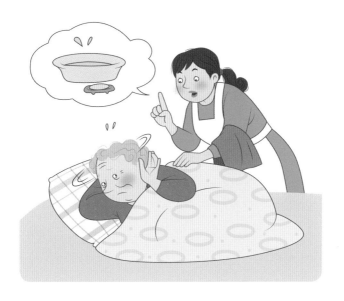

사적인 부분을 존중하며
단계별로 간결하게 말해주면서
씻기도록 합니다.

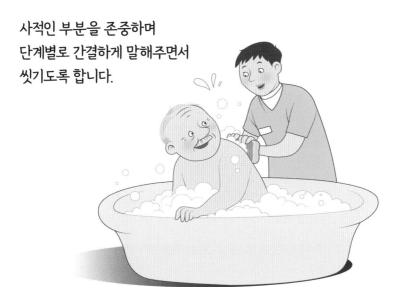

배회할 때

"어머니가 말도 없이 밖을 나가서는 길을 잃고 못 돌아오신 적이 몇 번 있었어요. 당신 집인데도 혼란스러워하면서 갑자기 뛰쳐나가려고 해서 늘 걱정이 돼요. 뭔가 불안해 보이기도 하는데 도대체 왜 그런 행동을 하시는지 이유를 잘 모르겠어요."

배회하는 증상이 시작되면 혼자 환자를 두고 집을 비우긴 어렵다. 가족들도 불안하지만 환자도 혼란스럽고 두려움을 느낄 수 있기 때문이다. 낮에 쇼핑을 하러 밖을 나갔다가 길을 잃고 헤맬 수도 있고 밤에 갑자기 집을 뛰쳐나가 위험하게 밤길을 돌아다닐 수도 있다. 왜 이런 증상이 나타나는지는 명확하게 알긴 어렵다. 환자 자신도 본인이 왜 그러는지 모르기 때문이다. 아마도 인지기능의 저하로 지남력에 장애가 와서 그럴 수도 있고, 불안하고 답답해서 그럴 수도 있고, 뇌의 퇴행으로 뇌가 손상되어 배회 증상이 나타날 수도 있다.

물건을 찾으려고 배회하는 환자도 있고 밤을 낮으로 착각해 밖으로 나가는 환자도 있다. 또 통증이나 약물 부작용 때문에 서성거리는 환자도 있으니 잘 관찰하도록 한다. 가볍고 안전한 활동을 늘려보는 것이 배회를 줄이는 데 도움 된다.

특히 새로운 환경에 놓여졌을 때 당황하고 배회하는 증상이 빈번해지므로 이사를 가게 되거나 환경이 바뀌면 주의하는 것이 필요하다. 이사 갈 집을 미리 가족과 같이 자주 가보거나, 익숙해질 때까지 함께 거주하는 것도 방법이다. 방문하는 곳이 어딘지 부드러운 말투로 반복해서 이야기해 주어야 환자는 안심하게 되고 새로운 곳을 편안하게 여긴다.

배회하더라도 집을 다시 찾을 수 있게 팔찌나 목걸이를 해주거나 주머니에 전화번호나 주소가 적혀있는 카드를 넣고 다니도록 하는 것이 좋다. 요즘엔 치매안심센터과 같은 공공기관에서도 이런 팔찌를 제작해서 만들어주니 이용해보도록 하자.

배회를 방지하기 위한 약물이 따로 있지는 않다. 간혹 안정제를 처방하기도 하는데 넘어지거나 졸린 부작용이 있어 위험할 수 있다. 우선 약물 없이 환자가 배회하지 않도록 노력해본다. 환자의 주의를 다른 곳으로 돌리면서 함께 산책과 운동을 하는 것이 좋다. 예를 들어 배회가 자주 발생하는 시간에 매일 산책하게 되면 건강에 도움이 되고 불안감도 줄어들게 된다. 또 환자가 안절부절못하고 돌아다니기 시작하면 보호자가 말을 걸면서 함께 걷는 것이 도움 된다. 배회를 억지로 제지하고 쫓아다니면서 막으면 환자는 오히려 밖으로 도망갈 수 있으며 사고 발생 위험도 커진다.

환자가 자꾸 밖으로 나가 위험하다면 집안에 감시 카메라를 설치하고 함부로 외출할 수 없도록 현관이나 창문을 잠그는 것도 한 가지 방법이다. 환자가 집안의 물건 때문에 다치지 않도록 안전하게 만들어 주는 것도 중요하다.

배회는 뇌의 이상으로 발생하는 증상이며, 환자가 불안해하지 않도록 반복해서 부드럽게 설명하고 안심시켜 준다. 환자와 함께 산책을 하는 등 평소에 가볍고 안전한 활동을 늘리도록 하고, 환자 정보가 적혀있는 목걸이나 팔찌를 만들어 주는 것이 좋다.

배회할 때

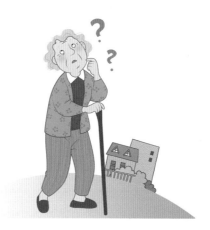

환자가 불안하지 않게 안심시켜주고 보호자와 함께 산책합니다.

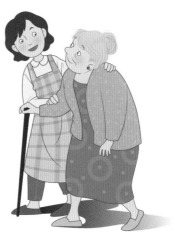

주의 집중을 못할 때

치매 환자들은 한군데에 집중을 잘 못한다. 어떤 일을 시켜도 금세 잊어버리는 인지장애 때문에 집중이 안 되기도 하고, 주변 자극에 쉽게 영향을 받아 주의가 흐트러지기도 한다. 이것 역시 뇌가 퇴행되어 나타나는 현상이다. 환자들은 어떤 자극이 중요한지, 어떤 자극을 무시해야 하는지 구분할 수 있는 능력이 떨어진다.

이런 환자에게는 한 가지 일에 집중할 수 있도록 한 번에 한 가지씩 지시하도록 한다. 잘 격려해 주면서, 필요한 일 이외의 딴 일에 관심을 가지지 않도록 주변 환경을 단순하게 만들어 주는 것이 좋다. 그러기 위해서는 소음이나 시각적 자극 등을 최소한으로 줄이도록 한다.

치매 환자들의 뇌는 자극을 거르는 능력에 이상이 있기 때문에 주의집중력이 쉽게 흐트러진다. 환자가 집중할 수 있도록 잘 격려해주면서 한 번에 한 가지씩 지시하고, 주변 환경을 단순하게 만들어 준다.

주의 집중을 못할 때

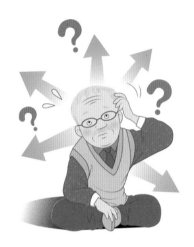

한 번에 한 가지씩 지시하고,
환경을 단순하게 만들어줍니다.

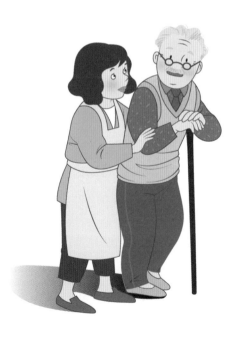

자꾸 넘어질 때

"아버지가 자꾸 길을 가다 넘어지세요. 올해에만 벌써 3번째예요. 혼자 나가셔서 넘어져서 병원 응급실로 실려 가시니 늘 불안해요. 전화를 받을 때마다 가슴이 철렁 내려앉아요. 제발 혼자 나가지 말라고 해도 괜찮다면서 말을 안 들으세요. 어떡하면 좋죠?"

치매가 진행되면 길을 가다 넘어지는 일이 점점 잦아진다. 뇌가 퇴행되고 몸이 뻣뻣해지고 자세가 구부정해지기 때문이다. 특별히 어디에 걸려서 넘어지는 것이 아니라 그냥 계단을 오르내리다가도 넘어진다. 약물이나 뇌졸중의 문제인지도 함께 살펴보는 것이 좋다.

보호자와 평소에 기본적인 운동을 같이 하면서 환자가 넘어지지 않도록 이것저것 준비를 해야 한다. 집안에 손잡이를 설치하고 바닥을 미끄럽지 않게 해야 하고 신발이나 슬리퍼를 신을 때도 주의해야 한다. 지팡이나 보행보조기가 도움 될 수 있다. 환자가 넘어지지 않도록 도와줄 때에는 먼저 보호자가 균형을 잃지 않도록 조심해야 한다. 같이 넘어지면 큰일이다.

잘못해서 환자가 넘어졌을 때는 허둥지둥하지 말고 환자가 어디를 다쳤는지 확인한다. 보호자가 당황하고 놀라면 환자도 불안해하고 소리 지르며 흥분할 수 있다. 머리를 다쳤으면 빨리 병원에 모시고 가야 한다.

평소에도 규칙적으로 운동을 해서 관절이나 근육이 수축되거나 뻣뻣하지 않게 한다. 치매 말기가 되면 아무래도 잘 걷지 못하고 침대에 누워있게 되므로 그에 적합한 재활운동이나 장치 등을 마련해야 한다.

뇌가 퇴행되면 몸이 뻣뻣해지고 잘 넘어진다. 집안에 미끄럼 방지 장치를 설치하고, 넘어지더라도 당황하지 말고 다친 부위를 확인 후 병원 진료를 받도록 한다. 평소에도 관절이나 근육 운동을 꾸준히 해서 넘어지지 않도록 예방한다.

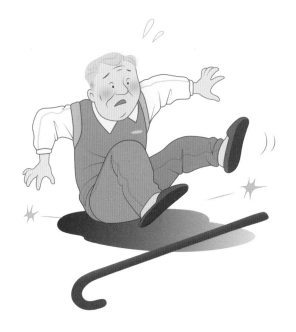

자꾸 넘어질 때

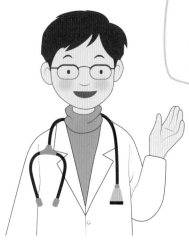

치매 환자는
운동기능을 조절하지 못해
잘 넘어집니다.
평소에도 운동을 꾸준히
하도록 합니다.

3

심 리 문 제

해 결 하 기

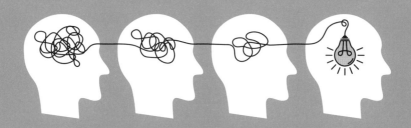

치매 진단을 받았을 때

처음 치매 진단을 받게 되면 대부분의 환자들은 자신의 상태를 부정하거나 분노한다.

"내가 치매라니 말도 안되는 소리를 하고 있군요. 이런 엉터리 검사를 해놓고 치매라니. 다신 의사 얼굴 보고 싶지 않아요."

이렇게 화를 내고 진료실을 나가버리는 환자도 있다. 개인적인 경험으로는 예민한 환자에게 굳이 치매라는 사실을 밝힐 필요는 없을 것 같다. 환자가 진단명을 알건 모르건 크게 달라지는 것은 없기에, 그보다는 기억력이 좀 떨어졌다고 설명하고 인지기능을 향상시킬 수 있도록 격려해주고, 현재의 일상생활이나 사회생활을 잘 할 수 있도록 훈련 시켜드리는 것이 낫다고 생각한다.

치매 진단에 대한 환자의 반응은 다양하다.

'이젠 모임 하는 사람들의 이름도 얼굴도 잘 모르겠고 헷갈리네. 몰라도 아는 척을 해서라도 내가 치매라는 사실은 감춰야 해.'

라고 생각하면서 어떻게 해서든지 숨기며 살아가려는 환자가 있다. 또, 어떤 환자는

'내가 치매라니, 다 포기하고 죽고 싶다. 이렇게 살아서 뭐하나? 짐만 되는 인생. 죽어버리고 싶다.'

'왜 이런 비극이 내게 발생했을까? 난 잘못 살아온 게 없는데. 억울하다.'

이렇게 우울감과 자살사고를 보이기도 한다.

반대로 긍정적으로 생각하는 사람도 많지만, 그 사람들은 대부분 문제를 실제보다는 작게 생각한다.

'기억력이 좀 나빠졌다지만 사는 데 문제는 없어. 단지 초기 증상일 뿐이야. 현재 아무 어려움이 없어. 괜찮을 거야.'

자신의 문제를 그대로 받아들이고 극복하려고 노력하는 사람도 있지만 많지 않다.

일반적으로 치매 진단을 받았을 때, 심리적으로 두려움, 공포, 좌절감을 갖게 된다. 자신의 상태를 받아들이지 못해 진단을 거부하고 슬픔에 빠지기도 한다. 의사와 가족들은 이 단계를 잘 극복할 수 있도록 도와주어야 한다. 환자가 전부는 아니더라도 자신의 상태를 어느 정도 받아들이고 기억력을 좋아질 수 있게 만드는 방법을 함께 시행하고 대처 방법을 익힐 수 있어야 한다. '죽는 순간까지 노력하면서 하루하루 잘 살아가자'는 마음을 갖고 성숙하게 잘 극복할 수 있도록 돕는다. 환자가 잘 이겨낼 수 있도록 치매에 대한 자세한 설명을 해주고, 변화에 적응할 수 있도록 기운을 북돋워준다. 가장 중요한 문제 중의 하나는 환자가 '자신은 이제 쓸모없는 존재'라고 생각하지 않고 자존감이 떨어지지 않도록 유지해 주는 것이다.

치매 진단을 받게 되면 초기엔 부정, 분노감과 함께 두려움, 공포, 좌절감을 갖게 될 수 있다. 환자가 자존감을 유지하면서 현실을 잘 받아들이고 증상을 극복할 수 있도록 가족들이 도와주는 것이 필요하다.

우울해 할 때

"요즘 들어 어머니가 부쩍 우울해하시는 것 같아요. 말씀도 거의 안하시고 자꾸 어서 죽고 싶다는 말씀만 하시고 매사에 의욕 없이 아무것도 안 하시려고 해요. 그래서 그런지 기억력도 더 떨어지신 것 같아요."

치매 환자에서 우울증이 같이 있는 경우는 흔하다. 치매에 걸리면 가뜩이나 움직임이나 표정이 둔해지는데 우울증까지 같이 있으면 기억력이 더욱 나빠질 수 있다. 우울증을 제대로 치료하지 않으면 치매 증상이 악화될 수 있으므로 꼭 정신건강의학과 전문의를 만나서 적절한 항우울제 처방을 받는 것이 좋다.

본인이 스스로 우울하다고 말할 수도 있지만 그렇지 않을 수도 있다. 늘 우울해하고 슬픈 표정으로 죽고 싶다는 말을 자주 한다면 한 번쯤 우울증이 있는 것은 아닌지 확인이 필요하다. 그런 환자들에게 항우울제를 투여한 뒤 기분이 좋아지고 인지기능도 눈에 띄게 좋아진 경우를 종종 볼 수 있다. 또 본인은 우울하다고 말하지 않지만 옆에서 보기엔 확실히 우울한 것처럼 보이는 경우도 있다. "괜찮아", "사는 게 다 그렇지 뭐"하면서 우울하지 않다고 말하지만 실제로는 하루 종일 집에만 있고 묻는 말에 대답도 안하고 무기력하고 어두운 표정을 짓는 환자가 있는데, 그런 경우에도 병원을 찾아가서 상담을 받아보는 것이 필요하다.

초기에 치매로 진단된 후 낙담해서 '이렇게 살면 뭐하나? 어서 빨리 죽어야지'하는 등 자살사고까지 의심되는 말을 한다면 특히 조심해야 한다. 만약을 위해서 가족들이 주변의 칼이나 농약 등을 치워놓아야 한다. 간혹 술을 과다하게 마시거나 수면제를 자주 복용하는 경우가 있는데, 이러한 술이나 수면제는 인지기능과 우울증을 악화시킬 수 있고 충동적인 행동을 유발해서 잘못하면 자살에 이르게 할 수도 있기 때문에 조심해야 한다.

우울증은 스스로 결심한다고 잘 치료되지 않는다. 본인도 벗어나려고 노력하지만 기분이 마음먹은 대로 조절되지 않기 때문이다. 가족들이 옆에서 환자의 어려움을 이해하고 잘 들어주고 격려해 주는 것이 일차적인 접근방법이다. 그래도 좋아지지 않으면 항우울제 등의 약물치료를 생각해 본다.

치매 환자들이 우울감, 흥미 감소, 의욕 저하, 무기력 등의 증상을 보이고 자살 사고 등을 나타내면 일단은 곁에서 잘 들어 주며 공감하는 태도를 취한다. 증상이 지속되면 정신건강의학과 치료를 받아야 한다.

우울해 할 때

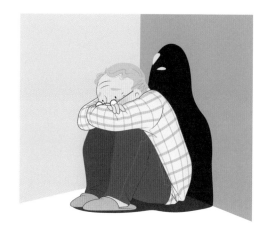

공감해 주는 경청이 필요합니다.

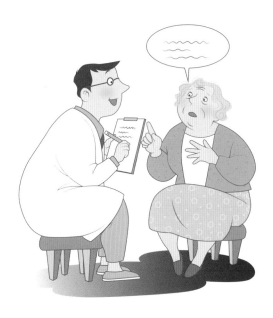

불안해 할 때

치매 환자들은 불안초조증이 쉽게 나타난다. 가벼운 증상일 경우는 본인이 무엇 때문에 불안한지 알기 때문에 그 부분을 안심시켜 주면 나아진다. 그렇지만 병이 깊어지면 설명해 줘도 소용없는 경우가 많다. 뇌의 이상으로 설명을 잘 알아듣지 못하고 이해한다고 해도 곧 다시 잊어버리기 때문이다. 나중엔 이유 없이 불안해하고 방안을 서성거리며 손을 만지작거리기도 하고, 본인의 불안이 해결될 때까지 주변 사람들을 찾거나 전화를 계속 한다.

자신의 기억력이 안 좋다는 것을 눈치 채고 어떤 일을 하게 되었을 때 잘못할까봐 걱정하는 경우에도 불안감이 심해진다. 실수해서 남들에게 창피를 당하거나 혹은 일을 그르치게 될까봐 불안증이 악화되는 경우도 많다.

"어머니는 병원에 오기 하루 전날부터 불안증이 심해지세요. 계속 내일 병원 몇 시까지 가야 되냐고 물어보시고 늦으면 어떻게 하냐고 계속 걱정하세요. 제가 내일 아침에 일찍 모시러 간다고 몇 번을 확인해서 이야기해줘도 소용없어요. 또 전화하고 또 전화하고... 저도 나중엔 화가 나서 신경질내고 전화를 끊어버린다니까요..."

또 이렇게 말하는 보호자도 자주 만나게 된다.

"아버지는 병을 앓고 나서 돈에 대한 집착이 심해진 것 같으세요. 본인의 통장과 돈을 계속 챙기세요. 내 통장에 돈이 잘 있는지 확인해 봐야 한다고 하고 은행에 거의 매일 가세요. 아무도 아버지 돈을 가져가지 않는다고 안심시켜 줘도 소용없어요. 돈이 없어질지 모른다고 늘 불안해하세요."

치매 환자들은 위와 같이 자신의 물건이나 돈에 대한 집착이 심하다. 물론 그럴 때마다 차분한 말로 안심시켜주는 것이 좋지만 보통은 그 때뿐이다. 귀담아듣지 않거나 곧 잊어버리고 조금 지나면 같은 내용의 불안을 또다시 반복하게 된다. 너무 불안한 생각에 얽매어있지 않도록 환자의 주의를 딴 곳으로 돌려보는 것이 좋다. 좋아하는 일이나 취미에 집중하도록 격려하는 것도 좋겠다. 그리고 환자의 주변 환경을 되도록 단순하게 만들어 혼란스럽지 않게 정리해주는 것도 환자 불안을 감소시키는 데 도움이 된다.

심리적인 이유로, 혹은 뇌의 이상으로 불안초조증이 나타날 수 있다. 창피를 당하지 않으려는 마음에 더 불안해할 수 있다. 안심시켜주거나 주의를 돌려 다른 일에 집중하도록 격려하고 환경을 단순하게 만들어준다.

불안해할 때

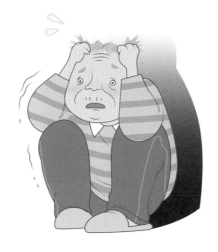

안심시켜 주고 다른 일에
집중할 수 있도록 격려해 줍니다.

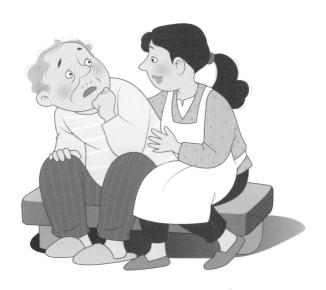

무관심해 할 때

치매 환자들은 어떤 일에 무관심한 경우가 많다. 무표정하게 멍하니 하루 종일 앉아있거나 누워있는 때가 많으며 주변에서 일어나는 일에 관심을 보이지 않는다. 무슨 소리가 나도, 누가 와도 별로 궁금해 하거나 들여다보려고 하지 않는다. 기운이 없어서 그런 것도 있겠지만 매사에 흥미가 떨어져 관심이 없어진 것이다.

이런 환자들을 위해 개발된, 저절로 관심이 생기는 약은 없다. 가족들이 신경 써서 활동을 격려하는 수밖에 없다. 조금이라도 환자가 관심을 보이는 일을 할 수 있도록 도와주도록 하자. 젊은 시절에 음악을 좋아했다면 음악을 들려주고, 미술이나 만들기를 좋아하면 그림 그리는 시간을 같이 보내도 좋을 것이다.

"어머니는 하루 종일 누워만 계세요. 도대체 제가 들어와도 고개조차 안 돌리세요. 그럴 땐 섭섭하기조차 해요. 제가 이렇게 애쓰고 돌봐드리려고 노력하는데 어떻게 그렇게 무관심할 수가 있죠? 옆에 가서 제가 왔다고 말을 해야 간신히 관심을 보이는 정도예요."

이렇게 얘기하는 보호자들이 종종 있는데, 환자는 일부러 그러는 것은 아니다. 뇌의 이상으로 정신이 멍해지고 주변 일에 관심이 없어져서 자기도 모르게 그렇게 된 것이다. 감정이 무뎌질 수 있는 병임을 보호자가 이해해주고, 조그만 일이라도 시작할 수 있도록 북돋워주는 것이 좋다. 환자와 보호자가 함께 이야기를 나누고 어떤 일을 함께 하다 보면 조금씩 감정이 생기는 경우가 있으니 시행해 보도록 하자.

무관심 역시 뇌의 이상으로 발생하는 증상이며, 환자가 조금이라도 관심을 보이거나 좋아하는 일을 할 수 있도록 격려한다. 보호자의 이해가 필요하며, 환자와 함께 이야기하고 같이 일하는 것도 좋은 방법이다.

⎯ 무관심해 할 때 ⎯

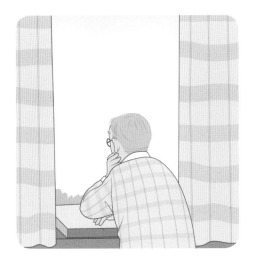

무관심도 치매의 증상이며
조금이라도 관심을 보이는 일에
참여시키도록 합니다.

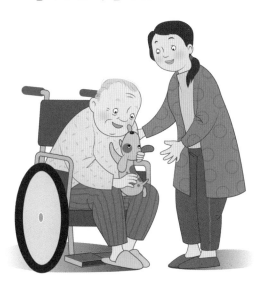

알코올과 약물에 중독되었을 때

치매에서뿐만 아니라 모든 정신과 질환에서 중독 문제는
심각하다. 기존 질병에 중독 문제까지 있다면 일단 병이 잘 낫지 않는다. 중
독만큼 잘 낫지 않는 병도 없다. 적절한 치료제도 없다. 본인의 의지가 가장
중요하지만 치매 환자는 그러한 의지도 거의 없기 때문에 알코올이나 약물
을 끊기가 더욱 어렵다. 어쩔 수 없이 술이나 약을 환자 손에 닿지 않게 치우
는 수밖에 없다. 환자가 한번 입에 대게 되면 조절이 안되기 때문에 일단 환
자 눈에 보이지 않게 치워야 한다. 치매에 걸리게 되면 이해력이 떨어져 설명
을 해도 잘 알아듣지 못하므로 스스로 중독을 멈추기가 더욱 어렵다. 환자가
끝내 말을 듣지 않으면 엄격하게 대응해야 한다. 단호하게 안된다고 말해야
한다. 그마저도 별로 효과가 없기 쉬운데 다음 날이 되면 잊어버리기 때문이
다. 반복교육을 통해서라도 중독에서 벗어나도록 노력해보는 것이 좋겠다.

술이나 약물 중독에 빠지게 되면 인지기능은 더욱 나빠진다. 알코올성 치
매는 말 그대로 술을 많이 마셔서 발생하는 치매인데 비교적 젊은 나이에 발
병되며 치료도 잘 되지 않는다. 일찍 발병되는 치매는 예후도 좋지 않다. 알
코올을 과량 섭취하게 되면 일상생활도 불가능하게 되며, 식사도 잘 챙기지
않게 되고 나중에는 간경화 등의 심각한 병이 생기거나 당뇨와 같은 기저 질

병이 악화된다.

최대한 술과 약물 의존에서 벗어날 수 있도록 도와주고 조절이 안되면 의사와 상의해서 입원 등의 추가적인 조치를 시행하는 것이 좋다.

알코올이나 약물 의존은 치매를 유발할 수 있고 기존 치매 증상을 더욱 악화시킬 수 있다. 뇌의 이상으로 인해 중독 증상이 잘 조절되지 않으니 일단 알코올과 약물을 환자 손에 닿지 않도록 치우도록 한다.

알코올과 약물에 중독되었을 때

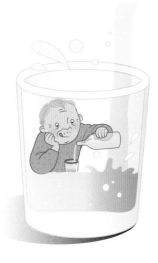

알코올과 약물을 환자 손에
닿지 않도록 관리하고,
입원 등의 추가적인 조치도
생각해 보도록 합니다.

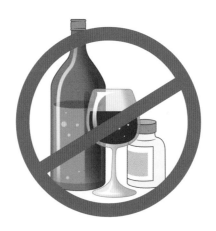

망상과 환각을 보일 때

"어머니가 이상한 말씀을 하세요. 당신 돈을 누가 훔쳐갔다고 하시고 사람을 믿지 못하세요. 심지어 자식도 의심을 해요. 그 뿐만이 아니라 누가 왔다 갔다, 위층에서 쿵쿵거리면서 날 괴롭힌다는 소리도 하세요. 아무리 아니라고 얘기해도 소용이 없어요."

치매 환자들에서는 의심증이 종종 나타낸다. 부인이 바람을 핀다는 망상, 내 돈을 며느리가 훔쳐갔다는 망상, 내 음식에 누가 독을 탔다는 망상 등 다양한 피해망상을 보이는 경우가 흔하다. 열등감이나 자존감 저하 때문에 그런 생각이 들 수도 있지만, 뇌의 이상으로 인해 이런 증상이 나타나는 경우가 많다. 80대 배우자가 자신의 몸도 가누기 힘든데 어떻게 밖에 나가서 바람까지 피우냐고 이야기해 봐도 소용이 없다. 환자 나름대로 의심되는 증거를 나열하면서 자신의 말이 맞다고 우기기 때문에 맞서기가 쉽지 않다. 또 본인이 돈을 깊숙하게 감춰놓고는 찾지 못해 가족이 훔쳐갔다고 의심하는 경우도 흔하다. 가족들과 같이 찾다가 숨겨둔 돈이 나와도 별로 미안한 줄도 모른다. 본인이 돈을 숨긴 것도 잊었기 때문이다.

환각도 꽤 흔하게 나타난다. 환청보다는 환시가 흔한데 밤뿐만 아니라 낮에도 나타난다. 멀쩡한 대낮에 어린 아이가 서있다고 말하기도 하고, 밤에 수상한 남자나 검은 귀신이 나타난다면서 무서워서 떨기도 한다. 나쁜 놈들을 쫓아내려고 물건을 집어 던지기도 하고, 그들은 피하려고 현관문을 열고 나가기도 한다. 모두 위험한 일이 아닐 수 없다.

윗집 혹은 아랫집과 다툼도 흔하다. 윗집에서 일부러 자신을 괴롭히려고 쿵쿵거리면서 잠을 방해한다는 말을 하고 경찰에 신고하기도 한다. 아랫집에서도 자신을 괴롭히는 소리를 낸다고 하는데 도대체 윗집도 아닌 아랫집에서 어떻게 소음을 내고 환자를 괴롭히는지 물어봐도 조리 있는 대답 대신 무조건 우기기만 한다.

이런 망상이나 환각은 뇌손상으로 인해서 발생하는 증상이므로 아무리 설득하고 싸워도 증상을 없애기가 어렵다. 일단은 잘 들어주고 같이 문제를 해결하려는 자세를 취해주면서 안심시키는 것이 좋다. 주제를 바꿔서 이야기하거나 주의 집중을 다른 곳으로 돌리면 망상이나 환각이 좋아지는 경우가 많다. 도저히 조절이 안 되고 증상이 심한 경우에는 정신건강의학과 의사를 찾아가 상담을 한 뒤 항정신병 약물 등을 처방받는 것이 좋다. 그러나 항정신병 약물의 부작용도 있기 때문에 되도록 적은 용량을 단기간 동안에 사용하는 것이 좋다.

참고로 환시, 환청, 착각 등의 지각 장애가 생기지 않도록 보청기, 안경 등을 마련해서 청각이나 시각을 교정해 주는 것이 좋다.

치매 환자들의 망상과 환각은 뇌의 이상이므로 맞서 싸우지 말고 그들의 이야기를 일단 듣고 안심시켜 준 뒤 주제를 다른 곳으로 돌리도록 하자. 피해망상, 환시, 환청 등의 증상이 심하다면 정신건강의학과 약물치료를 받는 것이 좋다.

망상과 환각을 보일 때

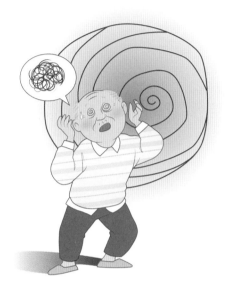

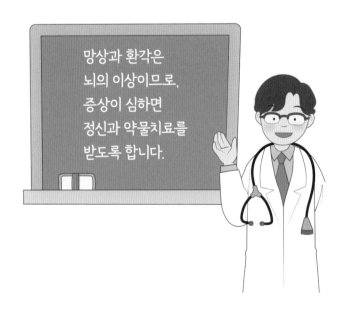

망상과 환각은
뇌의 이상이므로,
증상이 심하면
정신과 약물치료를
받도록 합니다.

기타 의학적 문제

해 결 하 기

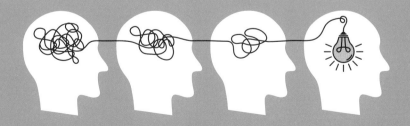

요실금이 생겼을 때

"어머니가 밤새 화장실만 들락거리세요. 그러면서도 결국 소변을 실수하세요. 제대로 뒤처리도 못해서 도와준다고 하면 벌컥 화를 내고 곁에 오지 못하게 하세요. 어머니지만 냄새나고 지저분한 게 싫어요."

치매 환자뿐만 아니라 나이가 들면 요실금이 잘 나타난다. 기침하거나 웃을 때, 혹은 힘을 줄 때에 잘 발생하는데 근육의 약화, 염증이나 전립선 문제 등의 여러 이유로도 나타날 수 있다. 일단 의사와 상의해보는 것이 좋다.

해결방법으로는, 우선 요실금용 속옷을 착용하게 하는 것이 좋다. 대부분의 환자는 소변을 방금 전에 보았으면서도 요의를 느껴 화장실에 또 가려고 하는 경우가 흔하다. 막상 가서는 보지 못하면서 소변 실수는 잦아진다. 소파나 침대에 소변을 실수했다고 짜증내지 말고 미리 패드나 요실금용 속옷을 입혀두는 것이 좋다. 소대변의 문제는 자존심이 걸려있기도 해서 조심스럽게 접근하는 것이 좋다.

소변이 자기도 모르게 나오기 때문에 규칙적인 시간에 화장실에 가도록 훈련하는 것이 좋다. 보통 두 시간마다 가는 것이 좋다. 화장실에 가기 힘들면 변기 겸용 의자를 사용하면 된다. 또 환자가 의사소통을 잘 못하므로 바지 지퍼를 내리려는 행동을 한다면 소변이 마려운 건 아닌지 체크하는 것이 필요하다.

아무래도 밤에 화장실에 자주 가면 환자도 보호자도 불편하므로 저녁 식사 이후의 수분 섭취는 줄이는 것이 좋다. 수분이 부족하면 탈수증에 걸릴 수 있으니 낮에는 충분히 섭취하도록 한다. 밤에 화장실을 갈 때는 넘어지지 않도록 미등을 켜두고, 화장실 가는 길이나 화장실 바닥에서 넘어지지 않도록 물건을 치워 두고 미끄럽지 않게 해야 한다.

요실금의 의학적 원인을 살펴본 뒤 교정하고, 요실금 예방을 위해 화장실에 규칙적으로 가는 습관을 가지도록 한다. 속옷 패드를 착용하고, 변기 겸용 의자 등을 설치하는 것도 좋다. 수분 섭취를 체크하도록 한다.

요실금이 생겼을 때

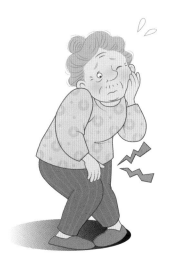

원인을 살펴보고,
화장실에 규칙적으로 가도록 하고
수분섭취를 체크합니다.

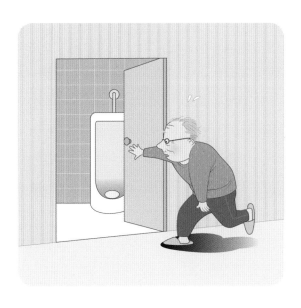

변실금 및 변비가 생겼을 때

"아버지가 대변을 실수하세요. 그래놓고 당신이 치운다고 여기저기 묻히고 더 지저분하게 만들어 놓으세요. 아무리 자식이지만 더럽고 지저분하고 화가 나네요. 아버지 변을 치우면서 구역질도 나고... 그럴 때마다 소리를 지르며 짜증을 내는데 이렇게 밖에 못하는 제가 너무 미워요. 어떻게 하면 좋을까요?"

환자가 대변을 실수하기 시작하면 매번 치우고 관리하기가 힘들다. 보호자가 치우다가 구역질을 하거나 토하는 경우도 있다. 위의 보호자와 같이 심한 스트레스를 받아 우울해질 수도 있으니 미리 마음을 단단히 먹어야 한다.

소변 실금과 마찬가지로 치료방법에 대해 의사와 상의해보는 것이 좋다. 감염, 변비, 약물, 설사 등 여러 가지 이유가 있을 수 있다.

해결방법으로는, 규칙적으로 화장실에서 대변을 보게 하는 것이 가장 좋다. 협조가 된다면, 골반 근육을 천천히 조였다 펴주는 항문 괄약근 운동을 하도록 한다. 그래도 조절이 안되면 밤에만 혹은 하루종일 기저귀나 패드를 사용한다. 소변이건 대변이건 한 번을 보더라도 그때그때 갈아주고 씻기는 것이 좋다. 잘못하면 욕창이 생길 수 있기 때문이다. 피부가 건조하거나 습하지 않게 크림을 발라주는 것이 좋고, 처리한 뒤에는 손을 씻어서 감염을 방지해야 한다.

변비도 조심해야 한다. 환자들은 언제 변을 보았는지 모르므로 보호자가 날짜를 신경 써서 잘 기록해야 한다. 보통 2-3일에 한 번은 변을 보아야 좋다. 변비가 심해지면 통증이 나타날 수 있으며 배가 더부룩하거나 가스가 차게 된다. 변비가 생기지 않도록 야채, 견과류, 섬유질 음식과 물을 잘 섭취하도록 한다. 운동은 변비 예방에 중요하므로 규칙적으로 하도록 교육한다.

변실금의 원인을 탐색해보고, 규칙적인 배변 습관과 운동을 하도록 한다. 필요한 경우 기저귀나 패드를 착용하고, 특히 욕창이 생기지 않도록 조심해야 한다. 야채, 견과류, 섬유질 음식과 물을 잘 섭취하도록 한다.

─○─ 변실금이 생겼을 때 ─○─

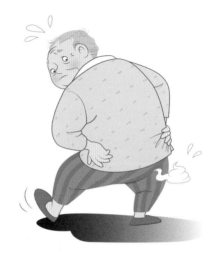

└─ 규칙적인 배변습관
└─ 괄약근 운동
└─ 섬유질 음식 & 물 섭취

를 합니다.

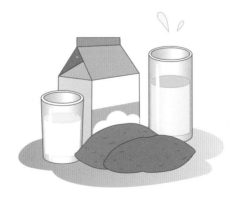

욕창이 생겼을 때

치매 환자들은 움직이지 않거나 영양이 결핍되었을 때, 그리고 대소변 실금으로 인한 감염으로 욕창이 생길 수 있다. 따라서 욕창이 생기지 않도록 자주 움직이고 운동을 하고, 음식과 수분을 잘 섭취해야 한다. 특히 침대에만 누워있는 환자들은 자주 자세를 바꾸어 주어야 한다. 일반적으로 2시간에 한 번씩 자세를 바꾸어주는 것이 좋다고 알려져 있다. 바닥에 닿는 신체부위, 예를 들어 엉덩이, 발뒤꿈치, 팔꿈치 등에서 욕창이 잘 생기므로 특히 주의 깊게 살펴보도록 한다. 침대에 에어매트리스를 깔아서 욕창을 방지해주는 것이 좋다.

그리고 피부를 건조하고 청결하게 유지하고 피부에 오염물질이 묻으면 부드러운 수건, 자극 없는 비누, 미지근한 물로 닦아주고 말린다.

욕창이 생기지 않도록 운동을 시키고 움직이지 못하는 환자는 주기적으로 자세를 변경해주고 피부를 청결하게 유지시킨다. 욕창이 잘 생기는 부위를 자주 살펴보고 관리하며, 에어매트리스를 깔아주도록 한다. 대소변 실금에 의한 염증도 주의한다.

─ 욕창이 생겼을 때 ─

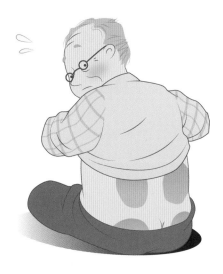

주기적으로 자세를 변경시켜 주고
피부를 청결하게 유지시켜 줍니다.
에어매트리스를 깔아줍니다.

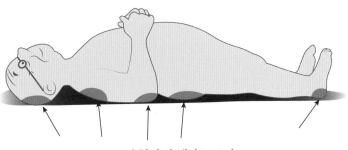

욕창이 잘 생기는 부위

치과 문제와 시력, 청력 문제가 있을 때

나이가 들면 치아의 노쇠도 오게 마련이다. 치과는 정신건강과 밀접한 연관이 있다. 치과 치료를 받는 중에 스트레스가 심해져 정신건강의학과 치료를 받는 분들도 많다. 일단 치과 의자에 앉아서 가만히 통증을 견뎌야 하는 과정이 쉽지 않다. 충치가 생기거나 틀니가 잘 맞지 않거나 임플란트 시술할 때 식사를 잘 못하게 되어서 영양결핍이 되는 분들이 많다. 또 구강관리가 제대로 되지 않아 염증이 생기는 환자들도 많으니 양치질을 할 때 입 안을 잘 살펴보고 문제가 발생되면 빨리 치료를 받도록 한다.

노화가 진행되면 시력 문제도 발생하게 된다. 글씨가 잘 안 보이거나 백내장, 녹내장 등의 문제가 의심되면 안과치료를 우선적으로 받도록 한다. 또 물체가 잘 보인다고 하더라도 뇌의 장애로 인해 인식하고 판단하는 능력이 떨어지는 경우도 있고, 받아들이는 감각 자체가 문제인 경우도 있으니 주의하자. 치매 환자는 착각이나 환각이 잘 발생하므로 이를 안과 문제와 감별하는 것이 필요하다. 환자가 넘어지거나 다치지 않도록 집안을 밝게 유지하고 밤에도 미등을 켜두는 것이 좋다.

청력이 떨어지는 경우는 보청기를 착용하는 것이 좋다. 그런데 많은 수의 환자들이 보청기 착용을 거부한다. 불편하고 귀찮아서 그럴 수도 있고 주변

잡음이 크게 들려서 착용을 거부하는 사람도 있다. 본인은 문제가 없으니 착용을 안 하겠다고 거부하는 환자가 많지만 잘 설득해서 착용시키는 것이 좋다. 환자도 불편하지만, 의사소통이 잘 안되니 주변 사람들이 소리를 질러야 해서 더 불편하다는 점을 알려주도록 한다. 특히 귀가 어두우면 남들이 하는 말을 자기 이야기를 하는 것으로 오해하고 몰래 흉을 보는 건 아닌지 의심하여 갈등이 일어나기도 한다.

위에서 치과 문제, 시력과 청력 문제를 살펴보았는데, 나이가 들어서 생기는 문제를 그저 나이 탓이라고 생각하지 말고 그때그때 증상에 맞는 치료를 우선적으로 하도록 한다.

충치, 틀니, 임플란트 등 치과 문제로 인해 스트레스가 심해지고 영양결핍이 올 수 있다. 시력의 저하가 안과문제인지 먼저 확인해 보는 것이 필요하다. 청력의 저하는 의심증을 유발할 수 있으므로 보청기를 착용하도록 한다.

청력이 저하되면 보청기를 착용합니다.

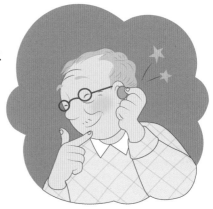

약물 과다가 의심될 때

모든 약이 마찬가지겠지만, 잘 쓰면 약이 되고 잘못 쓰면 독이 된다. 치매 환자들은 약물 관리를 잘 하지 못하기 때문에 환자를 믿어서는 안 된다. 특히 초기 치매 환자들은 증상이 가벼워, 보호자가 심각성을 잘 느끼지 못해 약물 관리에 실패하기 쉽다. 노인 환자들은 많은 병원에서 다양한 약들을 처방받고 있기 때문에 의사와 보호자가 어떤 약을 처방받고 있는지 잘 알고 있어야 한다. 약물상호작용으로 인해 부작용이 나타나는 경우도 많고 중복해서 투여되는 경우도 종종 있다. 환자들이 이 병원 저 병원 돌아다니면서 같은 종류의 약을 처방받는 경우가 많다. 그리고 환자가 약물 복용 시간은 잘 지키고 있는지, 약이 모자르거나 남지는 않았는지 수시로 확인하도록 한다. 약병은 환자가 함부로 만질 수 없도록 보호자가 관리하는 것이 좋다.

정신과 약은 간혹 오심, 구토, 변비, 설사, 식욕저하 등의 부작용을 나타낼 수 있다. 또 심한 경우, 몸이 뻣뻣해지거나 졸릴 수도 있기 때문에 보호자가 곁에서 잘 체크해야 한다. 이상 소견이 보이면 바로 정신건강의학과 의사와 상의해서 약의 용량과 종류를 조절하도록 한다. 되도록 최소한의 약으로 조정해주는 것이 바람직하다. 약물을 과다 투여하면 섬망이 생기는 경우도 있기 때문에 조심해야 한다.

환자가 어떤 약을 복용하고 있는지 파악해서 중복해서 투여되는 약이 없도록 한다. 약물 부작용을 체크하고, 되도록 최소량을 투여한다. 보호자가 약물 복용 시간, 용량을 수시로 확인하도록 한다.

환자가 약을 함부로 복용하지 않도록
보호자가 약병을 관리합니다.

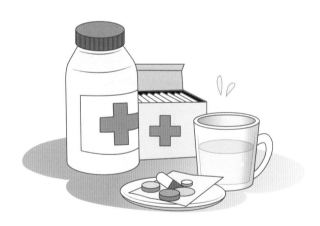

통증이 있을 때

치매 환자들은 의사표현을 잘 하지 못한다. 몸의 어느 부위가 아파도 이야기를 안 하거나, 다른 방법으로 표현을 한다. 어떤 환자는 늑골 골절이 있었는데도 통증 호소를 하지 않아 뒤늦게 사진을 찍어보고서야 알게 된 경우도 있었다. 또 다른 환자는 집에서 머리를 살짝 부딪힌 것뿐이라 보호자가 괜찮겠거니 했는데 구토가 반복되어 뇌 MRI를 찍어보니 뇌출혈로 판명된 경우도 있었다. 결국 신경외과로 입원을 하였다. 환자가 일단 넘어지거나 다치면 적극적으로 진료를 보고 사진을 찍어보는 것이 좋다. 괜찮다는 환자의 말을 그대로 믿으면 안된다. 환자가 통증이 있으면 화를 내거나 짜증을 내고 소리를 지르는 경우도 많다. 평소와 다른 행동을 나타낸다면 혹시 아픈 곳이 있는 건 아닌지 신체를 살펴보아야 한다. 예를 들어, 변비가 심해 복통이 생길 수 있고, 욕창이나 염증으로 통증이 나타날 수 있다.

치매 환자는 통증이 있어도 표현을 잘 못하므로 보호자가 자주 체크하고, 감정과 행동의 변화가 있으면 다친 곳은 없는지 확인해 본다. 의심스러운 증상을 보이면 적극적인 진료를 받아보도록 한다.

폐렴이 생겼을 때

경험상, 진료받는 치매 환자들의 대부분은 폐렴으로 사망하시는 것 같다. 폐렴은 세균, 바이러스, 곰팡이로 인해 폐에 염증이 생기는 질환인데 노인들에게는 특히 흡인성 폐렴이 잘 나타난다. 흡인성 폐렴은 구강 분비물이나 위에 있는 내용물이 기도로 들어가면서 폐에 염증이 발생하는 것이다. 수면 중에 증상 없이 흡인이 자주 일어나서 폐렴으로 이어질 수 있다. 젊은 사람들은 폐렴이 발생해도 항생제를 투여하면 비교적 쉽게 낫지만 노인들은 그렇지 않다. 필자는 정신건강의학과 의사이긴 하지만 폐렴이 얼마나 무서운 병인지 늘 체험하고 있다.

환자가 기침을 하거나 열이 있으면 빨리 치료받도록 한다. 초기에는 기운이 없고 식사를 잘 하지 못하고 정신이 흐린 증상으로 나타나서 감기로 가볍게 생각하는 경우가 많다. 등한시했다가 순식간에 악화되어 중환자실로 입원하시는 경우도 드물지 않다. 침대에만 누워있거나 식사를 제대로 못하는 환자는 음식물이 식도가 아닌 기도로 넘어가 폐렴이 잘 생기고 그로인해 사망하는 경우가 많다. 특히 뇌혈관 질환이 있는 분들은 전반적인 운동기능이 떨어져 있기 때문에 조심해야 한다. 간병인이나 보호자가 식사를 천천히 드시도록 감시하고 식사 후 꼭 앉혀놓아야 한다. 평소에 면역기능이 떨어지지

앓도록 식사와 수면, 운동에 신경 쓰도록 한다. 발병 시, 내과 의사와 상의하여 항생제를 사용하면서 적극적으로 치료한다.

치매 환자에서 흡인성 폐렴은 치명적인 결과를 가져오므로 항상 음식물이 기도로 넘어가지 않도록 조심해야 한다. 퇴행성 질환뿐만 아니라 뇌혈관 질환, 당뇨 등의 합병증이 있으면 특히 주의해야 한다. 평소에 식사, 수면, 운동에 신경 쓰도록 한다.

폐렴 방지를 위해
식사 후 꼭 앉혀놓도록
합니다.

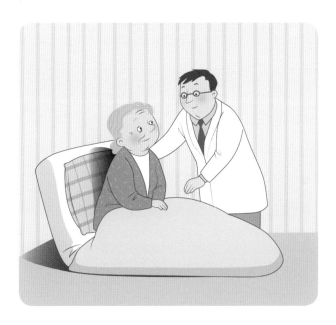

5

생활문제

해결하기

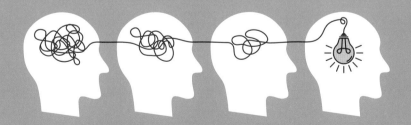

일을 그만두게 되었을 때

"남편이 직장에서 자꾸 실수를 해요. 본인은 별거 아니라고 우기는데 제가 보기엔 아무래도 불안해요. 과거엔 실수가 없었던 사람인데..."

"아직까지는 괜찮은 것 같은데 아내가 걱정을 많이 하네요. 그런데 제가 생각해도 가끔은 실수를 저지르는 것 같긴 해요. 순찰을 도는데 한두 군데씩 빼먹고 도는 적이 있어서 다시 가는 경우가 있거든요. 이제까지 그런 실수는 없었는데..."

이와 같이 직장에서 조금씩 실수가 나타나면서 결국에는 일을 그만두게 되는 경우를 진료 현장에서 가끔 보게 된다. 안타까운 일이 아닐 수 없다. 처음엔 환자가 자신의 증상을 부인하지만, 시간이 지나면서 인지장애가 심해져 실수가 잦아지게 되면 본인도 깨닫게 된다. 직장에서 권고사직을 당하게 되면 감정적 스트레스도 크게 나타난다. 환자 자신의 자존감이 떨어져 우울해지고 자괴감이 들게 되며, 가족들 입장에서는 재정적인 문제가 발생하게 된다. 환자의 감정도 안정시켜야 하고 집안의 경제 문제를 해결할 방법도 찾아야 한다.

환자가 일을 그만두게 되어 기분변화가 나타나고 힘들어할 때 위로와 함께 감정적 지지를 해주는 것이 필요하며, 현실을 서서히 받아들일 수 있도록 도와주는 것이 좋겠다.

치매로 인하여 직장 생활이 어려워져 그만두게 되면 감정적인 스트레스가 심해진다. 자존감 저하와 그로 인한 우울증이 발생하거나 악화되지 않도록 지지와 공감을 해주고 변화를 서서히 받아들일 수 있도록 도와주는 것이 필요하다.

운전을 그만둘 때

　"아버지가 운전을 그만하셨으면 좋겠는데, 도대체 말을 듣지 않으세요. 접촉사고가 2번이나 일어났는데도 운전을 그만둘 생각을 안 하세요."

　"나는 아직 멀쩡한데 애들이 괜한 신경을 쓰고 있어요. 내가 40년 무사고 운전이라구요."

　진료실에서나 치매안심센터에서 운전 때문에 이렇게 가족끼리 말다툼을 하는 경우가 종종 있다. 물론 의사가 환자와 가족들의 이야기를 잘 듣고, 객관적인 신경인지기능검사를 통해 잘 판정해서 운전이 가능한지 결정을 내려주는 것이 중요하다. 치매 환자가 가족들 말은 안 듣더라도 의사가 안된다고 명확히 말해주면 어쩔 수 없이 따르는 경우가 많다. 의사에게 환자가 운전하지 못하도록 강하게 말해달라고 부탁하는 가족들도 종종 있다.

　운전은 환자와 가족과 타인에게 중요한 문제이다. 운전을 못하게 되면 환자가 자유롭게 마트나 친구들을 못 만나러 가기 때문에 힘들어한다. 더욱이 버스나 지하철이 닿지 않는 시골 지역에서는 차 없이 돌아다니기가 힘들어 더욱 그렇다. 그렇지만 환자의 사정이 딱하다고 인지저하가 심한데도 운전을 허용해 줄 수는 없는 노릇이다. 환자뿐만 아니라 다른 운전자나 보행자가 다칠 수 있기 때문이다.

운전은 고도의 인지기능이 필요한 작업이다. 시력과 청력은 물론 좋아야 하고 순간적인 판단력, 처리속도, 운동반응속도도 빨라야 한다. 갑자기 앞차가 정지한다든지, 신호가 바뀌었을 때 빠르게 대처해야 한다. 예를 들어 운전 중에 어린이가 갑자기 찻길로 공을 주우러 뛰어들었을 때, 시각적으로 그 상황을 인지하고 뇌에서 빠른 판단을 내려 브레이크를 밟거나 핸들을 안전한 곳으로 돌려야 한다. 당연히 반사 신경과 운동 신경이 좋아야 한다. 과거에 필자가 미국 연수를 갔을 때 노인 부부가 치매 클리닉을 내원하여 상담받는 것을 보았다. 주차를 미숙하게 했는지 그 노인을 누군가가 신고하여 운전이 가능한지 판정받으러 온 것이었다. 미국은 운전을 할 수 없으면 일상생활에 제약이 크기 때문에 그 노인 부부가 검사를 받으면서 무척 긴장하고 불안해했던 기억이 난다.

치매 환자들은 감정의 변화도 심하다. 그래서 운전 중에 화를 잘 내고 상대 운전자와 싸우는 경우도 종종 있다. 경도인지장애 환자 중의 한 명도 상대가 난폭 운전을 했다고 경적을 울렸다가 상대와 시비가 붙어 싸우게 된 적이 있었다. 경찰서까지 가게 되었는데 인지저하 유무에 대한 평가가 의뢰되어 진료를 보았던 적이 있었다. 운전을 하는 데 있어서 인지기능뿐만 아니라 감정의 조절도 중요한 문제이다.

운전은 시각, 청각뿐만 아니라 판단력, 반응속도, 운동기능 등의 다양하고 통합적인 인지기능이 필요한 작업이다. 운전이 가능한지 판단하기 위해서는 객관적이고 정확한 평가가 중요하다. 운전하기에 부적절하다면 과감하게 그만두게 해야 한다.

운전은 시각, 청각뿐만 아니라
판단력, 반응속도, 운동기능 등의
다양하고 통합적인
인지기능이 필요합니다.

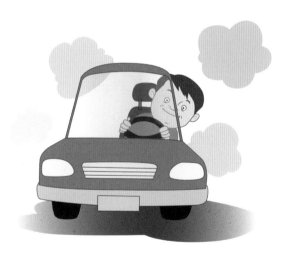

혼자 살기 어려울 때

　　진료실에서 많이 받는 질문 중 하나는 혼자 거주하고 있
는 환자를 언제쯤 보호자가 같이 모시고 살아야 하는지에 대한 질문이다.
대부분의 환자들이 자신은 아무 문제가 없다고 주장하지만 그대로 믿어서는
안된다. 보호자는 환자를 잘 관찰하고 평가해야 한다. 과거에 안 그러던 분
이 의심이 많아지고 부정적이 되고 화를 잘 내며, 위생상태가 안 좋아지고
지난번에 했던 얘기를 마치 처음인 것처럼 얘기하는 증상이 반복된다면 일
단 치매가 악화된 건 아닌지 의심해 보아야 한다. 식사와 약을 챙기지 못하
고 불을 사용하다가 화재가 날 뻔하고 길을 못 찾고 대소변에 문제가 있다면
혼자 살긴 힘들다고 생각해야 한다.

　　환자가 혼자 살기 어렵다면 앞으로 어떻게 해야 할지를 보호자인 가족들
이 상의하고 결정해야 한다. 같이 모시고 사는 문제는 말처럼 쉬운 일이 아
니다. 겪어보면 알겠지만, 간병, 생활비 문제도 물론 크지만 보호자의 자유
가 없어지고 감정적 스트레스를 받게 되는 것이 가장 큰 문제가 된다. 모시
고 살기로 한 보호자와 그 가족들은 미리 마음의 준비를 하고 단단히 각오
를 해야 한다. 환자 역시 혼자 살다가 같이 살게 되면 환경이 변하고 사는 방

식이 달라지기 때문에 처음엔 적응하기 어려워한다. 환자에게 새로운 환경에 대하여 미리 설명해 주고 서서히 적응할 수 있도록 도와주고 기다려야 한다.

환자의 행동이 변하고 식사와 약을 잘 챙기지 못하면 혼자 살기는 어렵다. 환자와 보호자가 같이 살게 되면 많은 스트레스가 발생하게 된다. 서로 마음의 준비를 하고, 적응될 때까지 기다리는 시간이 필요하다.

환자가 식사와 약을 잘 챙기지 못하면
혼자 지내기는 어렵습니다.

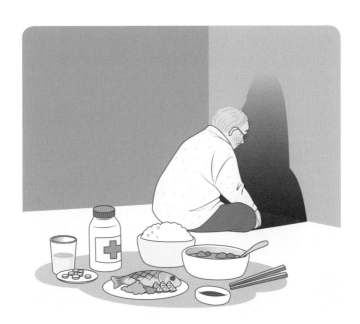

6

가족 문제

해결하기

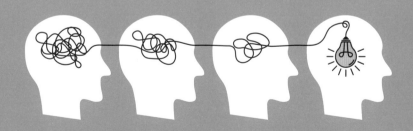

치매 환자 가족들의 스트레스

치매 환자들을 간병하다 보면 감정 기복이 나도 모르게 심해진다. 화를 냈다가 후회하고, 절망적이었다가 다시 평온을 되찾기도 하고, 우울했다가 희망적이 되기도 한다. 겪어보지 않은 사람들은 가족들의 감정을 이해하기 힘들다. 이러한 복잡하고 격렬한 감정이 잘못된 것은 아니다. 어떻게 생각하면 당연한 것이다. 무조건 참으려고 하는 것이 오히려 더 큰 병을 키우기도 한다. 먼저 감정에 솔직해지고 스스로 자신의 상태를 객관적으로 바라볼 수 있는 힘을 키우는 것이 스트레스를 극복하는 지름길이다.

환자를 돌보다 보면 별별 생각이 다 들게 마련이다. '내가 왜 이렇게 내 인생을 희생해 가면서 환자를 돌봐야 하나?', '다른 사람들은 하나도 도와주지 않는데 왜 나만 이렇게 책임져야 하나?', '고생은 고생대로 하고 돈은 돈대로 쓰는데 왜 아무도 알아주지 않고 오히려 내게 불평불만을 쏟아붓지?' 수많은 생각들이 머릿속을 스쳐지나간다. 어떤 때는 '이 일이 언제 끝날까?', '언제 돌아가실까?'하는 생각마저 들어 죄책감에 시달리기도 한다. 혹은 요양원으로 빨리 보내고 싶다는 충동도 하루에도 몇 번씩 들게 된다. 역시 그런 생각 뒤엔 다시 죄책감이 따라온다. 그렇지만 그런 생각들은 자연스러운 것이다. 다만 그런 감정과 생각 뒤에 다시 제자리로 돌아올 수 있는 힘이 있어야 하고 안정을 되찾을 수 있어야 한다. 감정에 휩쓸려 분노 조절이 안 되고 우울감이 지속된다면 보호자인 가족이 의사를 찾아가 보아야 한다. 환자를 돌보는 것이 자신의 능력에서 벗어나고 있다는 신호이기 때문이다. 간병하는 가족이 지치고 예민해지고 화를 조절할 수 없다면 환자에게도 좋지 못하다. 그런 경우엔 어쩌면 집보다 요양원이 환자에게 더 좋을 수 있다. 간병하는 가족도 쉴 수 있어야 한다. 친구도 만나고 영화도 보고 맛있는 곳에서 식사를 하는 것이 좋다. 모든 것을 희생하고 환자만 돌봐야 한다면 하루하루 견디기 어려울 것이다. 그것은 불가능할뿐더러 바람직하지도 않다.

어머니를 모시고 있는 이혼한 딸이 진료실에서 이렇게 말한 적이 있었다. "이젠 너무 지쳤어요. 자기만 아는 어머니를 더 이상은 못 모시겠어요. 요양원으로 보내드리고 싶은데 막상 얼굴을 보면 불쌍하고 죄책감이 들어서 못하겠어요. 하지만 힘들고 피곤하고 우울해서 간병하는 건 불가능할 것 같아요. 어머니는 미안해서 어쩌니... 힘들면 요양원에 보내도 돼. 말은 그렇게 하시지만 말뿐이라는 걸 알아요. 가기 싫어하시는 게 눈에 보여요. 그러니 어쩌겠어요? 이러지도 못하고 저러지도 못하고 괴롭기만 해요."

이 이야기는 단지 그 딸에게만 국한된 이야기가 아니다. 대부분의 치매 환자 가족들이 느끼는 감정이자 고민이다. 요양원에 보내드리는 것이 나쁜 것은 아니다. 모시기 힘들고 자신의 한계를 벗어났다면 오히려 요양원에 모시고 자주 찾아가 뵙는 게 나을 수도 있다.

하루 이틀이 아니라 환자가 세상을 떠날 때까지 계속되는 간병 스트레스는 그냥 참고 견디기만 해서는 안 된다. 돌보는 가족들도 자기만의 시간을 갖고 휴가를 즐겨야 한다. 다른 가족에게 부탁을 하든지 비용을 지불하고 간병인을 고용해서라도 스트레스를 풀 수 있는 시간을 가지는 것이 좋다. 비슷

한 처지의 사람을 만나 속에 있는 이야기와 힘들었던 경험을 이야기하고 감정을 나눈다면 더욱 좋을 것이다. 또 지금은 모든 걸 희생하고 환자를 돌본다고 하더라도 환자가 떠난 뒤의 삶도 생각해 보아야 할 것이다. 잘 만나던 친구와도 지인과도 모두 관계가 끊어진다면 내 삶은 더욱 무력해지고 외로워져서 견디기 힘들어질 것이다. 힘든 가운데에서도 삶의 의미를 찾고 지켜나가야 나중에 후회가 없다.

치매 환자를 돌보면서 생기는 우울, 짜증, 죄책감 등의 자연스러운 감정을 받아들이도록 한다. 몸과 마음이 지쳤을 때는 휴식을 취하고 감정을 나눌 수 있는 사람을 찾아 이야기한다. 그래도 힘들다면 정신건강의학과 진료를 보도록 한다.

── 치매 환자 가족들의 스트레스 ──

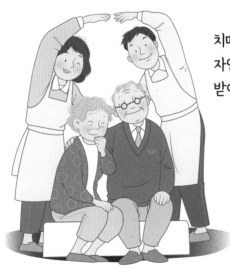

치매 환자를 돌보면서 생기는
자연스러운 감정을
받아들입니다.

가족 간의 갈등 문제

치매 환자를 돌보게 되면 가족 간에 갈등이 많아지고 심각해지는 경우가 많다. 특히 주로 돌보고 있는 보호자와 그렇지 않은 보호자들 사이에서 문제가 발생한다. 서로 소통하고 상의하여 주보호자의 어려움을 덜어주고 환자에 대한 일들을 결정하는 것이 바람직하지만 쉬운 일이 아니다.

흔한 예로 환자를 모시고 사는 딸이 내게 말한 내용이 기억난다. "어머니는 나를 좋아하지도 않았고 잘 해주지도 않았는데 왜 내가 모셔야 하는지 모르겠어요. 어머니가 그렇게 예뻐했었던 오빠는 아무런 관심도, 도움도 주지 않아요. 그러면서도 자주 전화해서 제가 잘 모시지 못한다고 소리만 질러대죠. 정말이지 뻔뻔하고 정이 떨어져요."

위와 같은 경우 환자의 가족들은 주보호자인 딸의 어려움을 먼저 이해하고 도와주는 것이 우선일 것이다. 환자를 24시간 돌본다는 것은 생각보다 쉬운 일이 아니다. 멀리 떨어져 살면서 가끔씩 말로만 이렇게 해라, 저렇게 해라 지적하는 일은 삼가는 것이 좋다. 주보호자가 휴가를 떠나거나 힘들어서 쉴 때, 대신 한번 모시고 지내보면 얼마나 힘든 일인지 바로 알 수 있다. 환자를 돌보는 사람은 많은 것들을 포기해야 한다. 그런 희생과 어려움을 이해하고 서로 도와주는 것이 좋다.

가족 간의 갈등은 환자를 돌보는 육체적인 어려움으로만 나타나진 않는다. 치매 환자의 재산 상속문제 때문에 발생하기도 하고, 환자를 모시는 데 드는 비용 때문에 생기기도 한다. 환자를 돌보는 데 드는 비용은 생각보다 많다. 크게 지출되는 의료비나 간병비뿐만 아니라 소소하게 드는 생활비를 무시하지 못한다. 이러한 점들을 자세하고 투명하게 공개하고 서로 부담을 나눠야할 것이다. 재산 상속의 경우도 마찬가지이다. 환자의 재산이 얼마나 되는지 파악하고 환자의 판단력에 문제가 없을 때 미리 분쟁이 없도록 유언장을 작성해 놓는 것이 바람직하다. 살아계신 분을 앞에 두고 유언장을 작성하는 것이 불편하고 죄책감이 느껴질 수 있겠지만 가족의 갈등을 사전에 차단하기 위해서는 미리 손을 쓰는 것이 더 낫다.

그리고 가족 간의 역할 분담 문제로도 갈등이 나타난다. 이제까지 환자가 하던 일들을 배우자, 혹은 자식들이 해야 하다 보니 부담이 커지는 것이다. 더구나 정신이 흐려지고 몸이 불편한 환자까지 돌봐야 하니 더욱 스트레스가 심해지는 것이다. 환자가 내던 세금을 배우자가 내야 하고, 환자가 처리하던 집안 대소사를 자식들이 맡게 되니 누가 어떤 일을 해야 하는지 조율해서 잘 분담해야 한다. 한쪽으로 일이 몰리지 않도록 공평하게 분담하는 것이 좋다.

치매 환자를 모시다 보면 가족 간의 갈등이 없을 수는 없다. 어떻게 보면 갈등은 당연한 것이다. 모두들 바쁘고 사는 게 힘든데, 자기 시간과 일을 희생하며 환자를 돌봐야 되니 많이 돌보는 사람과 적게 돌보는 사람 사이에 갈등이 생기기 쉽다. 정답은 없지만 서로를 배려하면서 솔직하게 의견을 공유하고 결정을 내리는 것이 좋다. 그런다고 모든 일들이 해결되는 것은 아니겠지만 그나마 그렇게 해서라도 얼마나 환자를 모시는 일들이 어렵고 힘든 일인지 가족들이 아는 것이 중요하기 때문이다.

치매 환자를 돌보는 주간병인의 희생과 어려움을 이해해 주도록 한다. 가족 간에 간병과 경제적 부담 등을 적절하게 분배하여 갈등을 없애도록 한다. 공평한 역할 분담과 솔직한 의견 공유가 중요하다.

── 가족 간의 갈등 문제 ──

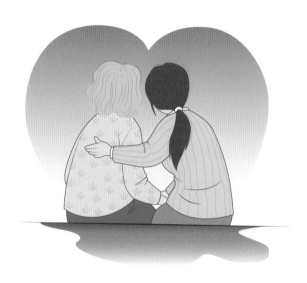

가족 간의 공평한 역할 분담과
솔직한 의견 공유가 중요합니다.

보호자 돌보기

앞의 '치매 환자 가족들의 스트레스'에서 기술한 바 있지만 보호자의 스트레스 문제는 중요하기 때문에 한 번 더 다루어보려고 한다. 치매 환자를 돌보다 보면 몸과 마음이 지치기 마련이다. 때로는 다 포기하고 싶은 생각도 든다. 환자가 이해하기 힘든 이상행동을 한다면, 환자는 뇌에 이상이 있는 사람이라는 사실을 늘 명심했으면 좋겠다. 가끔은 정상적으로 보이지만, 병이 있는 사람이라는 것을 잊지 않았으면 한다. 그러나 아무리 환자라고 생각해도 자기도 모르게 화가 나는 경우가 생긴다. 사람은 감정의 동물이기 때문에 환자를 돌보는 힘든 상황에서 우울하고 짜증나고 다 포기하고 싶어지는 생각이 드는 것은 당연하다. 하루 종일 꼼짝도 못하고 눈을 떼지도 못하고 간병을 하는데 어떻게 우울하지 않을 수 있을까? 보호자가 이상한 게 아니다. '환자만 없었다면 내가 이렇게 불행하진 않았을 텐데'라는 생각이 드는 것도 당연하다. 보호자는 나쁜 사람이 아니다. 그렇지만 그런 감정이 너무 오래 지속된다면, 그리고 보호자와 환자에게 악영향을 미친다면 그 때는 다시 한 번 잘 생각해 보아야 한다.

너무 괴롭고 힘들 때는 일단 자기만의 시간을 갖는 것이 좋다. 내 감정을 내가 조절하지 못한다면 한계에 다다랐다는 뜻이므로 내게 자유를 주어야 한다. 몸과 마음을 쉴 수 있게 해주어야 한다. 몸이 지치면 마음도 지친다. 작은 일에도 화가 난다. 그때는 도움을 요청하는 것이 필요하다. 가족이나 주변의 친한 친구, 친척들에게 잠시 환자를 돌봐달라고 부탁하고 쉬는 시간을 가지는 것이 좋다. 경제적인 여유가 있다면 간병인을 잠시 구해도 좋을 것이다. 어떤 환자 보호자는 한두 달 동안 환자를 잠시 요양병원에 모셔놓고 휴식을 취한 뒤 다시 집으로 모신 경우도 있었다. 소소한 자유, 작은 자유만으로도 기분이 좀 나아질 수 있다. 작은 카페에서 멍하니 밖을 쳐다보면서 아무 생각 없이 혼자 커피를 마셔도 좋고, 당일치기 여행을 떠나보는 것도 좋고, 친구들을 만나 수다를 떨어보는 것만으로도 스트레스가 조금은 풀릴 수 있다.

그리고, 꼭 정신건강의학과 의사가 아니더라도 상담을 받을 수 있는 사람을 찾는 것도 좋다. 목사님도 좋고, 신부님도 좋다. 친구도 좋고 이웃도 좋다. 본인의 어려움을 털어놓는 것만으로도 어느 정도 답답함이 해결될 수 있다. 상황은 바뀌지 않더라도 어려움을 꺼내놓으면 가슴속 응어리가 조금은 풀릴 수 있다. 내가 미처 생각하지 못했던 해결책을 그들이 말해줄 수도 있다.

이렇게 자신의 감정과 기분 상태를 스스로 체크해보고 받아들이고 인정하면서, 적절한 해결방법을 찾아보는 것을 권한다. 물론 한 번에 모든 문제를 다 해결할 수는 없다. 그러나 작은 일부터 하나하나 해결해 나간다면 어둠 속에서도 빛이 보일 것이다. 작은 일 하나가 해결됨으로써 생각보다 마음이 훨씬 가벼워질 수 있고, 큰일이라고 생각했던 일도 막상 해보면 그렇게 어렵지 않게 풀릴 수 있다. 해보지 않고서 지레 겁먹지 말았으면 좋겠다. 부딪혀보고 해결해 보자. 시도해봤는데 안된다고 하더라도 제자리로 돌아오기밖에 더 하겠는가?

끝으로, 지금 집에서 치매 환자를 돌보고 있는 사람이 있다면 정말 대단한 일을 하고 있고, 충분히 잘하고 계신 것이라고 말씀드리고 싶다. 환자를 돌보다가 화를 내는 것도, 환자에게 소리 지르다가 함께 우는 것도 보호자가 못돼서 그런 게 아니라 환자를 사랑하고 챙기려다 보니 그런 행동을 하는 것이라고 말씀드리고 싶다. 너무 자책하고 힘들어하지 않았으면 좋겠다. 만약에, 간병하다가 너무 힘들어서 환자를 요양원이나 요양병원에 모신다고 해도 괜찮다고 말씀드리고 싶다. 여러분은 최선을 다했기 때문에 여러분 탓이 아니다.

치매는 병이라는 생각을 잊지 말자. 보호자 스스로 돌보는 시간과 여유를 갖도록 하고, 고충을 털어놓을 상대를 구해보도록 한다. 복잡한 일은 단순하게 생각하고 작은 일부터 해결해 나가도록 한다.

보호자 스스로 돌보기가
중요합니다!

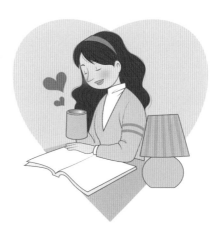

요 양 원 문 제

해 결 하 기

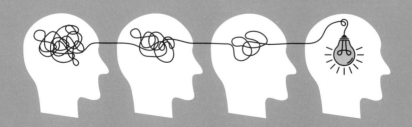

요양원에 모시는 시기

　대답을 먼저 한다면, 요양원에 모시는 정해진 시기는 없다. 각자의 집안사정에 따라 결정을 해야 한다. 환자의 의식주를 돌봐 주어야 하는데, 주간보호센터에 다니거나 요양보호사를 둘 형편도 안 되고 보호자들이 모두 직장을 나가야 해서 집에 있을 사람이 없다면 요양원에 모실 수밖에 없다. 설혹 집에 있을 가족이 있다고 해도 돌보는 일에 대해 너무 스트레스를 받는다면 요양원에 모실 수밖에 없다. 간병 문제로 딸, 아들, 며느리가 힘들어하고 상처받는다면 부모님도 원치 않으실 것이다. 요양원으로 보내드리는 것에 대해서 너무 죄책감을 가질 필요는 없다. 대신 자주 찾아가 뵙고 방문할 때마다 잘 해드리면 된다. 시간이 되는 가족이 돌아가면서 자주 방문하는 것이 여러 명이 시간을 맞춰서 명절 때만 가는 것보다 더 낫다고 생각한다.

　일반적으로는 증상이 악화되면 일정 시간 요양보호사를 고용하거나 주간보호센터를 다니시다가, 더욱 심하게 악화되면 요양원으로 옮기시는 경우가 많다. 경험상으로는 환자의 대소변을 받아내야 하고, 의식주를 다 돌봐드려야 할 때 보호자들이 지쳐서 집에서 못 모시는 경우가 많았다. 음식을 튜브로 공급하거나 주기적으로 신체부위를 소독해야 하는 경우에 보호자들이 그 방법을 잘 배워서 시행해 보고, 잘 못해서 건강이 악화된다면 요양원에 가시는 편이 더 나을 수 있다.

또 식사와 약 복용을 스스로 관리하지 못하는 경우, 불을 내는 등의 위험한 상황이 발생하는 경우에는 혼자 두면 안 되며, 성격이 난폭하거나 공격적으로 변해 가족과 함께 지내기 어려운 경우에도 요양원을 고려하는 것이 좋겠다.

보통 식사와 약을 잘 못 챙기고, 대소변에 문제가 있으며, 성격이 공격적으로 변하는 등 증상이 악화되고 사고의 위험성이 있는 경우 요양원에 모시게 된다. 요양원 입소 전에 주간보호센터나 방문요양보호사 서비스를 이용해보는 것도 좋다.

요양원을 방문해서
직접 상담해 봅니다.

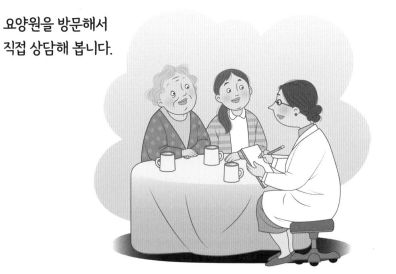

환자가 요양시설을 거부할 때

환자들이 주간보호센터나 재가방문요양서비스를 이용하게 될 때 거부하는 경우가 종종 있다. 환자들은 주간보호서비스에 대해서 잘 알지 못하면서 버려진다는 막연한 불안으로 거부하는 경우가 많다. 너무 신경 쓰지 말고 일단 환자를 계속 센터에 보내는 것을 추천한다. 방문요양서비스도 요양보호사가 마음에 안 든다, 몰래 물건을 훔친다는 등의 이유로 거부하는 경우가 있다. 아무래도 새로운 사람이 집에 들어오니 의심스럽고 거북하기 때문이다. 일반 성인들도 처음에는 낯선 환경에 적응하기 쉽지 않은데 치매 환자들이 적응하기 어려운 것은 당연하다. 익숙해질 때까지 포기하지 말고 적응시켜보기 바란다. 주간보호센터는 경험이 많아 잘 적응하지 못하는 환자를 위한 프로그램을 마련해줄 수 있을 것이다. 환자가 특히 좋아하는 프로그램에 주로 참여하게 하고 싫어하는 프로그램은 건너뛰게 하는 것도 방법이다. 그리고 방문요양서비스의 요양보호사가 어떤 도움을 줄 수 있으며 왜 필요한지 반복해서 설명해주는 것이 도움이 된다. 보호자나 의사가 설명해주거나 글로 써주면 한결 덜 불안해하는 환자가 많다. 센터를 다니든지 요양보호사가 방문하든지 처음에 많이 불안해하면 짧은 시간부터 시작해서 점차 시간을 늘려보도록 한다. 초기에 보호자가 같이 있으면 불안이 감소할 수 있다.

환자가 센터나 요양보호사가 해주는 것도 없고 도움도 안된다고 말하는 경우가 있는데 사실이 아닌 경우가 많다. 센터나 요양보호사에게 직접 확인해보는 것이 좋다. 만약 노력을 했는데도 불구하고 적응하지 못하면 다른 센터나 다른 요양보호사로 변경해보는 것도 방법이다. 환경과 돌보는 사람을 바꾸니 다행히 잘 맞아서 만족해하는 사람들도 있었다. 결국 사람과 사람 사이 관계로 치료를 하는 것이다 보니 맞는 사람이 있고 잘 맞지 않는 사람이 있는 것 같다.

주간보호센터에 잘 적응하지 못하면 프로그램을 조정해 보고, 재가방문요양 서비스에 잘 적응하지 못하면 설명을 반복하면서 방문 시간 등을 조정해보도록 한다. 그래도 안된다면 센터나 요양보호사를 변경해보는 것도 좋겠다.

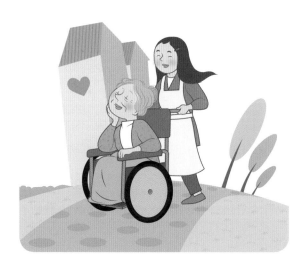

요양원 선택하기

어떤 요양원이 좋은지 평소에 미리 찾아보기 바란다. 오다가다 본 곳도 좋고 인터넷을 통해 알아보는 것도 좋다. 직접 요양원을 이용해 본 경험자들의 조언이 특히 많은 도움이 된다. 좋은 요양원은 대기자가 많아 몇 개월에서 일 년씩 기다릴 수 있다.

우선 경제적인 부담을 생각해서 미리 계획을 잘 세우고 선택해야 한다. 요양원 비용은 생각보다 이것저것 많이 들어간다. 기본적인 생활비 이외에도 병원비, 물리치료비, 추가적인 식비나 물품비용 등이 들어간다. 국가에서 보조금을 받을 수 있는 요양원도 있고, 보조금 혜택 없이 개인이 모두 부담해야 하는 최상급 요양원도 있으니 각 집안의 형편에 따라 결정한다. 무조건 비싸다고 좋은 요양원은 아니며 공공기관이나 종교시설에서 운영하는 곳이 비용도 높지 않고 믿을 수 있는 곳인 경우가 있다. 장기요양보험으로 많은 도움을 받을 수 있으니 관공서나 치매안심센터에서 서비스 혜택을 알아본다.

요양원의 모든 시설이나 인력을 정부가 관리해줄 수는 없으니 보호자가 직접 음식, 위생상태, 화재 위험 등을 방문하여 확인해야 한다. 특히 환자의 건강상태가 안 좋다면 그 부분을 돌봐줄 수 있는 의사나 시설이 있는지 확인해야 한다. 요양원에 의사가 없다면 가까운 병원으로의 진료는 어떻게 가야 하는지 알아두도록 한다. 시설도 중요하지만, 환자 1인을 몇 명의 간호사나 보호사가 돌보고 있는지 확인해야 한다. 결국 돌봄은 사람 손으로 하게 된다. 환자 개개인에게 세심하게 신경을 써 줄 수 있는 사람들이 많아야, 욕창, 폐렴, 통증 등을 잘 관리할 수 있고 식사도 잘 해드릴 수 있다.

자주 찾아뵐 수 있도록 보호자 집과 가까운 곳에 요양원이 위치해 있으면 좋다.

요양원의 시설과 인력은 직접 확인해보는 것이 좋다. 경제적인 문제를 고려해서 요양원을 선택한다, 장기요양보험 등이 도움 되며, 가장 중요한 것은 좋은 훈련을 받은, 충분한 수의 직원들이 친절하게 환자를 돌봐주는 것이다.

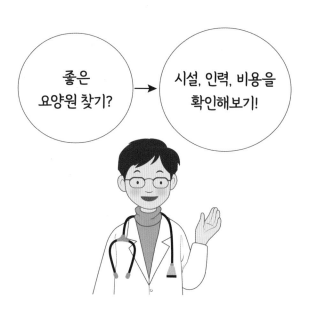

좋은
요양원 찾기? → 시설, 인력, 비용을
확인해보기!

8

기 타 문 제

해 결 하 기

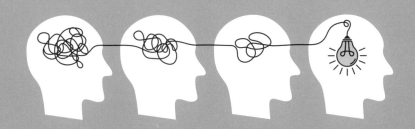

죽음

치매 환자의 경우, 직접적으로 치매 때문에 사망한다기보다는 치매로 인한 신체기능 장애로 인해 결국 폐렴, 감염, 영양결핍 등으로 사망하게 된다. 죽음이 갑자기 닥치기 전에 미리 장례식장, 묘지, 병원 응급실 전화번호 등을 알아두는 것이 좋겠다. 생존해 계시는데 그런 것들을 알아보는 것이 마음 아플 수 있지만 미리 준비해두는 것이 환자와 가족을 위해서도 좋다. 그리고 병원에서 사망하는 경우, 심폐소생술을 시행할지 안할지 혹은 어느 정도까지 연명치료를 할 것인지 미리 정해놓아야 한다. 연명치료로는 기관 삽관이나 산소호흡기 등을 들 수 있다. 환자나 가족에 따라 적극적인 치료적 개입을 원하는 경우도 있고, 반대인 경우도 있기 때문에 충분히 고민해보고 최선의 선택을 해야 한다. 환자의 배우자와 부모 혹은 자녀가 주된 보호자가 되며, 환자가 정신이 맑을 때 미리 상의해두는 것이 좋다. 최근에는 많은 환자들이 강제로 생명을 연장하는 방식을 선호하지 않는 것 같다. 무엇보다 중요한 것은 환자가 고통 없이 죽음을 맞이하는 것이라고 생각한다. 환자가 통증으로 괴로워한다면 정서적으로 지지해드리면서 충분한 진통제를 투여하도록 한다.

환자가 언젠가는 죽음을 맞이한다. 짧게 사시든, 길게 사시든 죽음을 맞이하는 것은 환자도 가족도 가슴 아프고 힘든 일이다. 생각하기조차 고통스럽겠지만 환자와 가족, 그리고 의료진이 미리 죽음을 대비하고 충분히 상의한다면 오히려 더 편안하게 맞이할 수 있을 것이다. 환자가 원하는 방식대로, 가족이 환자를 사랑으로 편안하게 떠나보내는 것이 모두를 위해서 바람직하다. 좋은 죽음의 조건으로는 가족이 지켜보는 가운데 평안히 눈을 감는 것, 적절한 수명, 무병사, 주위 사람들에게 금전적, 육체적 부담을 주지 않는 것, 통증이 없는 것 등을 들 수 있겠다.

미리 환자의 죽음에 대비해서 병원 응급실을 알아두고 장례, 묘지 등을 준비해놓는 것이 좋다. 또 연명치료 여부를 결정해두는 것이 중요하다. 환자가 원하는 방식대로, 고통 없는 편안한 죽음을 맞이할 수 있도록 한다.

고통 없는
편안한 죽음을
맞이할 수
있도록 합니다.

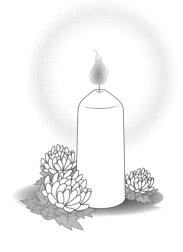

법적인 문제

치매가 진행되면 환자가 기억력뿐만 아니라 판단력이 흐려지기 때문에 증상이 악화되기 전에 법적인 문제를 처리해두는 것이 좋다. 정신이 온전할 때 유언장을 양식에 맞춰 변호사의 조언을 받아 작성해 두는 것이 좋다. 환자나 가족들이 이런 문제를 논의하기 껄끄러워하고 기분 나빠할 수 있지만 나중에 처리하게 되면 오히려 더 많은 시간과 노력, 분란이 발생하게 되어 힘들어진다.

최근 성년후견제도가 활성화되고 있다. 질병, 장애, 노령, 그 밖의 사유로 인한 정신적 제약으로 사무를 처리할 능력이 지속적으로 결여된 성인이 가정법원의 결정으로 선임된 후견인을 통해 재산관리 및 일상생활에 관한 폭넓은 보호와 지원을 제공받는 제도이다. 성년후견은 일정한 자의 청구에 따른 가정법원의 성년후견심판으로 개시된다. 보통 가족 중의 한 명이 위임받아 하게 된다. 단순한 일에서부터 재정적인 문제나 의학적인 결정까지 후견인이 책임을 갖고 하는 경우가 많으니 환자와 가족끼리 상의해서 믿을만한 사람을 선정하도록 한다. 시간이 꽤 많이 소요되므로 필요한 서류나 절차를 미리 알아보도록 한다.

환자의 정신이 온전할 때 유언장을 양식에 맞춰 변호사의 조언을 받아 작성해두는 것이 좋다. 성년후견제도를 알아보고 필요한 경우 치매안심센터 등의 공공기관, 의사, 변호사 등과 상의해서 신청한다.

후견인을 통해
보호와 지원을 받는
'성년후견제도'

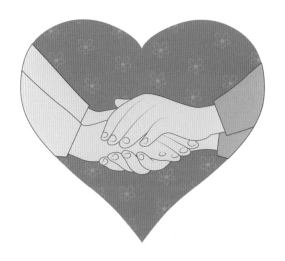

경제적 문제

치매 환자들이 병에 걸리면 사망할 때까지 들어가는 경제적인 부담이 만만치 않다. 코로나 19 발생 이후 물가도 많이 상승해서 더욱 어려워졌다. 장기요양보험으로 일정 시간 요양보호사 방문 서비스를 받을 수 있으나 그 시간이 길지 않아 추가 부담을 해야 하는 경우가 많은데 비용이 만만치 않다. 또 요양원으로 모실 경우에도 요양원 시설에 따라 차이가 있겠지만, 다달이 들어가는 비용이 많아 가족들에게 큰 부담이 되는 경우가 많다. 가족 간에 갈등이 일어나기도 쉽다.

환자가 발병 전에 어느 정도 경제적인 문제를 해결해 놓았으면 다행이지만 예기치 않게 병에 걸리면 가족들이 난감해진다. 환자의 재산 파악도 쉽지 않을뿐더러, 환자가 부담해야 하는 비용보다 재산이 적으면 문제가 더 복잡해진다. 결국 자식들을 포함한 보호자가 서로 상의해서 비용을 분담해야 할 것이다. 기본적으로 들어가는 비용 이외에 이것저것 소소하게 지출되는 비용도 적지 않다는 사실을 감안해야 한다. 자식들의 수입이 제각각 다르기 때문에 공평하게 나누는 것도 쉽지 않은 문제이다. 최근엔 노인 복지와 연관된 지원 서비스가 많아졌으므로 잘 찾아보고 이용하도록 하자. 보호자들이 서로 상의해서 마음 상하지 않게 슬기로운 결정을 내리도록 한다.

치매 환자를 돌보는 데 지출되는 생활비, 요양비, 그리고 치료비 등의 경제적 부담에 대해 환자와 가족이 미리 상의하고 준비해 놓는다. 보호자들 간에 갈등이 생기지 않도록 공평하게 분담하는 방법을 찾아보도록 한다.

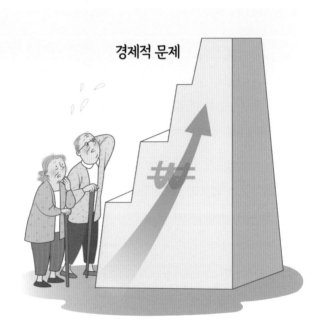

치매노인복지를 위한 정책과 서비스

치매 노인 복지를 위해 국가에서는 여러 정책과 서비스를 시행하고 있다. 노인 복지를 위한 소득보장제도로 연금제도, 국민기초생활보장제도, 기초노령연금, 경로우대제도 등이 있으며, 노인의료보장제도로 국민건강보험, 의료급여제도, 노인건강진단제도, 장기요양보험 등이 있다.

치매 환자와 가장 밀접한 장기요양보험은 2008년 경제협력개발기구 국가 가운데서 5번째로 시행되었다. 장기요양보험의 종류는 시설급여, 재가급여, 특별현금급여로 나뉜다. 시설급여는 장기요양기관으로 지정받은 기관에서 제공하는 시설을 이용하는 경우에 지급된다. 재가급여는 방문요양, 방문목욕, 방문간호, 주야간보호, 단기보호 등이 있다. 등급 판정을 위해서 가입자가 국민건강보험공단에 장기요양인정을 신청하면 공단 직원이 대상자를 방문한다. 환자의 기능과 서비스 이용 관련 욕구를 조사한 후, 의사소견서 등을 참조하여 등급판정위원회에서 최종등급을 확정하게 된다.

치매지원사업으로 대부분의 지역에서 치매안심센터가 설립되어 운영되고 있다. 치매조기검진사업 및 예방등록관리사업을 시행하고 있으며, 치매 환자 가족교육 및 지원사업도 실시하고 있다. 또한 지역사회 연계체계 구축 및 치매예방과 인식개선사업 등의 홍보와 계몽 활동을 하고 있다. 치매조기검진사

업은 치매선별도구와 치매신경심리검사를 적용하여 선별검진과 정밀검진을 거쳐 정신건강의학과 전문의 진찰을 시행한 뒤 치매가 확실한 경우, 협력병원에 원인확진검사 및 치료를 의뢰한다.

위에서 언급한 다양한 정책과 서비스에 대하여 공공기관을 통하여 자세히 알아보고 환자에게 도움이 될 만한 서비스를 이용하면 좋을 것 같다.

노인 의료보장제도 중, 특히 장기요양보험의 시설급여, 재가급여가 치매 환자에게 많은 도움을 제공해주고 있다. 치매안심센터의 치매조기검진 사업을 통해 치매 무료 검진도 시행되고 있으니 이용해보도록 한다.

치매노인복지를 위한 서비스

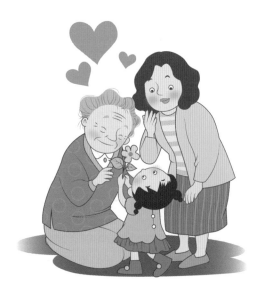

치매 예방을 위한 팁

치매를 예방하려면 치매를 일으킬 수 있는 문제부터 제거하는 것이 중요하다. 앞에서도 언급했다시피 치매를 일으키는 위험인자들은 많다. 당뇨, 고혈압, 고지혈증 등의 신체적인 병, 우울증 등의 정신적인 병부터 약물에 이르기까지 다양하다. 당연히 병은 예방하고 치료해야 한다. 담당 의사와 함께 상의해서 이런 병들을 치료할 수 있도록, 그리고 더 이상 악화되지 않게 잘 관리하도록 한다. 약을 함부로 과량 복용하는 것도 치매의 위험요소이니 이 약 저 약 임의로 복용하지 않도록 한다.

치매 예방에서 무엇보다 가장 중요한 건 운동이다. 몸을 사용하는 것이 얼마만큼 치매를 예방할 수 있는지 수치화하기는 힘들지만 그동안 환자를 진료했던 경험으로는 운동이 삶의 질을 높여주는 것은 확실하다. 사람마다 운동량은 다르겠지만 매일 30분씩 운동을 하는 것이 좋겠다. 그냥 산책만 해도 좋다. 운동을 하면 뻣뻣했던 관절이 부드러워지고 허리 통증도 한결 나아진다. 체중관리에도 도움이 되며, 밤에 잠도 더 잘 수 있게 된다. 햇빛을 보고 산책을 하면 기분도 상쾌해져 치매의 위험인자인 우울증 예방에도 도움이 된다.

먹는 것도 중요하다. 어떤 음식을 먹어야 치매에 안 걸리는지에 대해서 여기저기 광고가 많이 나오고 있는데 일반적으로는 야채, 올리브유, 견과류, 생선 등이 좋은 것 같다. 지중해 식단이 좋다는 연구결과가 꽤 많다. 비타민, 엽산, 칼슘, 은행잎 추출액, 인삼, 항산화제 등이 치매 예방에 도움이 된다는 보고도 많은데 아직 확실히 검증되지는 않았다. 종합비타민제나 항산화 성분이 들어있는 과일은 도움이 되는 것 같다.

요즘엔 치매 예방을 위한 다양한 인지훈련 프로그램도 개발되고 있다. 계속 연구가 진행 중이지만 이러한 인지훈련이나 전산화 인지중재프로그램도 뇌의 활용에 도움을 주기 때문에 효과적이다.

그 밖에 유해물질이나 미세먼지를 피해야 하고, 뇌손상을 방지해야 한다. 머리를 다치면 치매에 잘 걸린다는 보고가 많다. 자전거를 탈 때도 넘어지지 않도록 조심해야 하며 특히 교통사고를 주의하기 바란다. 진료를 하다 보면 자전거를 타다가 골절이나 교통사고로 내원하시는 분들이 많다.

위의 모든 치매 예방을 위한 팁은 꾸준하게 지켜져야 한다. 하루이틀 지키다 그만둔다면 별 소용이 없게 된다. 장기간 지속해야 효과가 있다.

우울증, 당뇨, 고혈압 등 치매의 위험인자를 파악하고 평소에 잘 관리하도록 한다. 매일 30분 이상의 걷기 운동, 지중해 식단 식사, 인지훈련이 치매 예방에 도움이 된다. 사고로 인한 뇌손상이 발생하지 않도록 조심한다.

⸻ 치매를 예방하는 걷기 운동 ⸻

하루 30분~1시간씩
주 3회 이상
운동합니다.

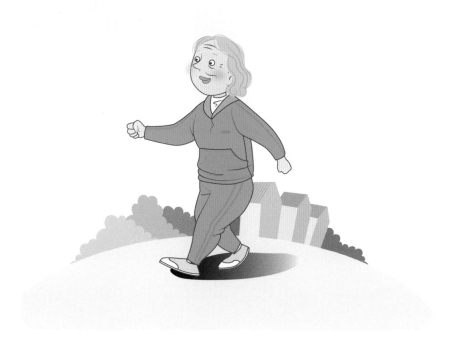